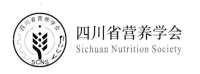
四川省营养学会
Sichuan Nutrition Society

U0384394

四川居民膳食指导

四川省营养学会　编著

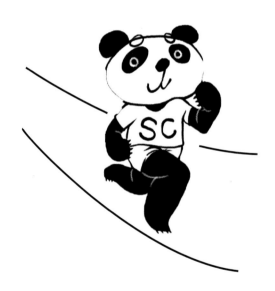

 四川大学出版社

项目策划：许　奕
责任编辑：许　奕
责任校对：李金兰
封面设计：墨创文化　金湖凯
摄影绘图：吕　毅　罗　祥　秦祉琦　戴婷婷　贺宗珍　伍丹婷　李　媛
责任印制：王　炜

图书在版编目（CIP）数据

四川居民膳食指导 / 四川省营养学会编著 . — 成都：
四川大学出版社，2019.6
　ISBN 978-7-5690-1765-6

　Ⅰ．①四… Ⅱ．①四… Ⅲ．①居民－膳食营养－四川
Ⅳ．① R151.4

中国版本图书馆 CIP 数据核字（2019）第 126455 号

书　名	四川居民膳食指导
	SICHUAN JUMIN SHANSHI ZHIDAO
编　著	四川省营养学会
出　版	四川大学出版社
地　址	成都市一环路南一段 24 号（610065）
发　行	四川大学出版社
书　号	ISBN 978-7-5690-1765-6
印前制作	四川胜翔数码印务设计有限公司
印　刷	四川盛图彩色印刷有限公司
成品尺寸	170mm×240mm
印　张	12.5
字　数	189 千字
版　次	2019 年 9 月第 1 版
印　次	2019 年 9 月第 1 次印刷
定　价	59.00 元

版权所有 ◆ 侵权必究

◆ 读者邮购本书，请与本社发行科联系。
　电话：(028)85408408/(028)85401670/
　(028)86408023　邮政编码：610065
◆ 本社图书如有印装质量问题，请寄回出版社调换。
◆ 网址：http://press.scu.edu.cn

四川大学出版社
微信公众号

四川省营养学会简介

四川省营养学会成立于1988年12月6日，是由四川大学华西公共卫生学院（原华西医科大学公共卫生学院）、四川大学华西医院、四川省人民医院、解放军西部战区总医院（原成都军区总医院）、省市妇幼保健院、省市疾病预防控制中心等单位的营养科技工作者组成的专业学术性社会团体（一级学会），是四川省营养专业的权威组织和发展四川省营养科学技术事业的重要力量。

四川省营养学会现有会员近五千人，团体会员二十多个。会员中具有中高级技术职称者占85%以上。四川省营养学会汇集了省内相关高等院校、科研院所、医院、卫生防疫机构等单位的公共营养、临床营养、妇幼营养、老年营养、保健食品、烹饪营养、食品安全、食品研发等领域的专家。

四川省营养学会的主要业务范围：①举办营养与食品安全、食品科学和相关专业的学术交流活动；②编辑出版营养与食品安全、食品科学和相关专业的学术著作、科普书籍和宣教材料；③组织营养与食品安全、食品科学和相关专业的科技工作者参与国家和四川省有关方针政策的研讨，发挥科学技术咨询作用，积极向有关部门反映意见和提出建议；④组织和推动营养与食品科学研究，推广营养和食品相关科技成果，积极承接政府相关部门的转移职能（授权或委托），开展营养、食品及相关学科科研项目，以及产品研发、评估、论证、成果鉴定、成果评审、技术标准评审、认证、营养产业/

产品的规划和设计服务等工作；⑤开展营养、食品与健康领域的继续教育、知识竞赛和评比等活动，开展营养师、健康管理师、营养配餐员、育婴师、食品安全师、养老护理员的职业培训、资格认证等工作；⑥开展第三方科技评估相关工作，包括科研成果评价、科技奖评审、人才评价、职称评定等；⑦组织符合本会宗旨的社会公益活动。

四川省营养学会现设理事会和常务理事会、监事会、党支部、秘书处（设办公室、会员服务部、公共事业部、教育培训部、宣传与信息部、业务拓展部、财务部、法律顾问处），以及4个专业分会（临床营养分会、烹饪营养分会、妇幼营养分会、老年营养分会）、7个工作委员会（专家咨询委员会、组织工作委员会、学术工作委员会、科普工作委员会、科技开发委员会、粗杂粮营养促进委员会、青年工作委员会）、2个地方办事处（攀枝花办事处、泸州办事处）、1个科普志愿者团队。

四川省营养学会成立30多年来，通过持续的改革和创新，使学会工作得到全面提升：先后多次获得四川省科技厅、四川省委宣传部、四川省人社厅、四川省科协、四川省民政厅"先进集体"称号，连续20年被四川省科协评为"学会先进集体"，2005年被评为全国"省级学会之星"，2008年被四川省科协列为学会改革试点单位，连续6年被四川省科协评为"十佳学会"，2008年被四川省民政厅评为"5·12"抗震救灾先进社会组织，2012年、2018年被评为五年一度的全省科协系统"先进集体"，3次被四川省科技厅、四川省委宣传部和四川省科协联合评为"科普工作先进单位"，2013年被列为四川省科协5个综合能力提升示范学会之一，2015年被四川省人力资源和社会保障厅、四川省民政厅评为"四川省社会组织先进集体"，2016年被评为首批中国社会组织"5A"级社团组织，2017年被四川省科协评为省级学会"示范学会"。

四川省营养师协会简介

　　四川省营养师协会成立于2009年6月，是四川省民政厅批准成立的一级协会，其业务主管是四川省科协。四川省营养师协会是本省营养师和相关领域营养工作者的行业组织，是发展四川省营养科学技术事业的重要力量。

　　四川省营养师协会是由省内相关高校营养专业，医疗、卫生防疫机构，食品药品企业及其监管部门，餐饮服务、健康服务机构和其他相关部门具有营养师专业资格证书的人员自愿加入而组成的非营利性专业社团组织。

　　四川省营养师协会的主要工作范围：人群营养指导、相关技术咨询、营养师资格培训与认证、营养师继续教育、营养科普宣传、学术交流、科技开发、科技咨询服务、推荐营养师服务等。

　　欢迎各界人士在营养师培训与技术教育、营养与食品安全学术交流和科普宣传、相关营养食品和产品研制评价及科技成果转化、相关领域专业人员培训与资格认证等方面与本协会开展各种形式的交流与合作。

四川居民平衡膳食宝塔

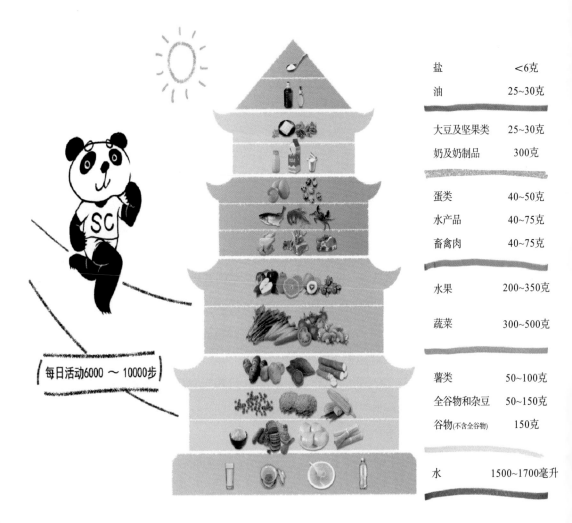

盐	<6克
油	25~30克
大豆及坚果类	25~30克
奶及奶制品	300克
蛋类	40~50克
水产品	40~75克
畜禽肉	40~75克
水果	200~350克
蔬菜	300~500克
薯类	50~100克
全谷物和杂豆	50~150克
谷物(不含全谷物)	150克
水	1500~1700毫升

每日活动6000～10000步

四川省营养学会

《四川居民膳食指导》
编写专家委员会

指导委员会

杨月欣　曾令和　唐礼华　李晓松　曾　勇　吴先萍

毛素玲　李明川　刘　竹

审稿专家

马爱国　霍军生　刘烈刚　糜漫天

编写专家委员会

主　任：张立实

副主任：黄承钰　兰　真　李晓辉　李　云　梁爱华

　　　　胡　雯　成　果

委　员：何　方　刘祖阳　韩海军　吕晓华　李丹梅

　　　　石　磊　陈锦瑶　李　鸣　阴文娅　吴晓娜

　　　　邓　红　王　鑫　王　瑶　薛　宇　张　文

　　　　张明秋　冯　敏　王茂林　沈　曦　曾凯宏

　　　　程改平

秘书组

田安琼　胡丹丹　杨　霞　陈瑛翼　左思璐　王　艳

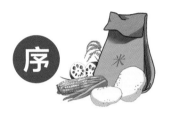

序

　　膳食指南/膳食指导是根据营养科学原则和人体营养需要，结合当地公共卫生问题和食物生产资源，以充分的科学依据为基础，提出的对食物进行选择的指导意见。膳食指南/膳食指导是健康教育和公共政策的基础，是实现食物合理消费和改善人群健康的关键。

　　我国1989年发布《我国的膳食指南》，1997年和2007年修订后分别发布《中国居民膳食指南（1997）》《中国居民膳食指南（2007）》。2014年，中国营养学会受国家卫生和计划生育委员会（现更名为国家卫生健康委员会）委托，基于循证医学证据以及我国食物消费和人群营养状况的新变化，再次修订并于2016年发布了《中国居民膳食指南（2016）》。

　　2017年我国发布了《国民营养计划（2017—2030）》，其中明确提出"提升营养健康科普信息供给和传播能力"，推广中国居民膳食指南，让合理膳食等科普工作更好地开展。四川省位于中国西南地区，因土地肥沃、物产富饶、资源富集、风景优美被誉为"天府之国"。省内多数地区的植物四季常青，烹饪原料丰富。四川居民饮食习惯有其独特之处。

　　《四川居民膳食指导》是以《中国居民膳食指南（2016）》为参照，以四川居民营养和健康状况为基础，考虑到四川居民的膳食习惯和食物来源，为四川居民提供食物选择和身体活动建议以促进其健康的指导性材料。它由开篇、六条核心推荐、平衡膳食实践、附录、参考资料组成。《四川居民膳食指导》结合四川居民的营养现况和问题，推荐了解决方案和建议，是落实国民营养计划的良好举措。

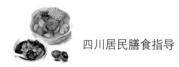

　　《四川居民膳食指导》的制定、应用和实践有助于把营养和健康科学知识转化为平衡膳食模式进行推广。《四川居民膳食指导》的编写者在营养研究与评价领域有较高的学术水平和丰富的工作经验。相信该书不仅可作为四川省营养科普用书，而且对相关专业学生及从事营养相关工作的专业人员也有较大的参考价值。

中国营养学会

理事长

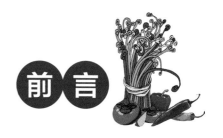

前言

　　《四川居民膳食指导》是以《中国居民膳食指南（2016）》为参照，针对四川居民营养和健康的主要问题，结合四川居民膳食习惯和食物来源，为四川居民提供食物选择和身体活动建议，以促进健康的指导性材料，在指导居民平衡膳食、改善营养状况及增强健康素质等方面具有重要意义。

　　《四川居民膳食指导》是四川省营养学会组织专家基于最新科学证据，以食物为基础，结合本地食物供应和可持续性，并考虑可行性和实用性而编写的科普图书。本书由开篇、六条核心推荐、平衡膳食实践、附录、参考资料组成，包括科学共识及图文并茂的指导文件和宣传材料。《四川居民膳食指导》适用于两岁以上健康人群，共有六条核心推荐条目，每个核心条目包括提要、关键推荐和解读三部分。

　　《四川居民膳食指导》内容丰富、图文并茂、实用性强，为了更好地宣传合理膳食，还参照中国居民平衡膳食宝塔并结合四川居民膳食的实际情况，精心设计了四川居民平衡膳食宝塔，以图形的方式呈现了一日膳食中五类（含十二亚类）食物的数量和比例。宝塔的最下面一层是水，是每天摄入量最多的部分。本书中的数据和图表可在书末参考资料中查询。

　　《四川居民膳食指导》为广大营养与健康教育工作者，以及媒体、公众等提供了最新的科学证据和相关资料，并鼓励广大营养教育工作者在实践中结合自己的经验和知识，指导和帮助消费者合理膳食。希望社会各界积极参与推广《四川居民膳食指导》，为实现"健康四川"的宏伟目标贡献力量。

　　《四川居民膳食指导》的编写和出版得到了四川省卫生健康委员会和四

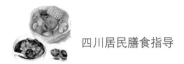

川省疾病预防控制中心的大力支持，并得到中国营养学会及其专家、全体编委及其所在单位的大力支持。在此谨向所有支持、指导和帮助《四川居民膳食指导》编写和出版的领导、专家和同行表示衷心的感谢！四川省营养学会陈祥贵、曾果、陈大义、康建平、余小平、卢晓黎、杨咏涛、唐勇、潘池梅等专家在审稿和编排方面付出了大量心血，特此一并致谢！

由于我们的知识水平和编写能力有限，书中难免存在一些错误或不足之处，恳请广大读者批评指正，并将您的宝贵意见和建议及时反馈给我们，以便今后对本书进行修改和完善。

四川省营养学会

《四川居民膳食指导》编写委员会

2019年7月

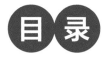

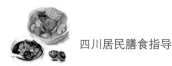

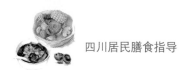

附录

参考资料

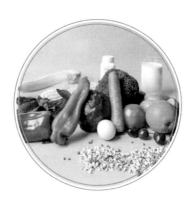

第一部分

开 篇

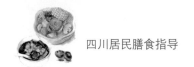

营养是人类维持生命、生长发育和保持健康的重要物质基础。国民营养事关国民素质的提高和经济社会的发展。膳食指南/膳食指导对于指导居民合理膳食、改善身体营养状况及提高健康水平具有重要意义。四川省营养及慢性病监测结果提示：目前四川居民仍然存在膳食结构不合理、能量来源比例不当、油盐摄入过多、饮酒率较高等营养问题，面临着营养不良与营养过剩并存的双重挑战，微量营养素缺乏问题仍然较为严峻；同时，超重/肥胖、高血压、糖尿病等营养相关慢性病的患病率不断上升。

为提高四川居民的营养和健康意识，帮助居民合理选择食物，减少或预防营养相关慢性病的发生，四川省营养学会组织专家参照《中国居民膳食指南（2016）》，同时考虑四川居民的饮食习惯、营养状况和食物资源，编写了《四川居民膳食指导》，以促进四川居民改善膳食结构、建立健康的生活方式、提高健康水平。

一、什么是平衡膳食

膳食由多种食物构成，是人们在日常生活中有规律进食的各类食物的总称。构成膳食的各类食物品种、数量、比例及其食用频率即称为膳食模式。我国饮食养生的文化源远流长，如《黄帝内经》中即有"五谷为养，五果为助，五畜为益，五菜为充"的描述。近年来，随着疾病模式的变化，与营养和膳食相关的疾病发生率不断升高，平衡膳食的概念也越来越受到人们的重视。因此，营养专家、有关机构和管理部门鼓励人们将平衡膳食模式融入日常生活方式，让平衡膳食理念成为健康生活方式的组成部分，以实现个体和群体的膳食营养均衡，从而保障身体健康，提高生命质量，使人们享受美好生活。

平衡膳食是各国膳食指南的核心观点，指全面达到营养素推荐摄入量标准的膳食，不仅要求采用多种食物为人体提供足够的能量和各种营养素，满足人体的正常生理需要，而且还要求保持各种营养素之间比例的平衡。平衡膳食也指能达到合理营养、促进健康、预防疾病目标的膳食。平衡膳食是一个综合性的概念，具有普遍性、特殊性和时代性的特点。从国家、社会等宏观因素来看，平衡膳食的建立与国家政策、经济水平、膳食结构、宗教信仰、环境资源及生态意识等密切相关；从个体的微观因素来看，平衡膳食的建立与饮食习惯、身体状况、年龄、劳动强度和职业特点等紧密相关。平衡膳食的建立应符合以下基本要求：

（1）能量和营养素充足：膳食提供的能量和各种营养素应达到相应的推荐摄入量标准，具体参照中国营养学会的《中国居民膳食营养素参考摄入量（2013）》。

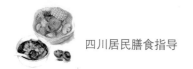

（2）营养素之间比例适
宜：膳食中各种营养素之间应保
持适宜的比例。这不仅有利于膳
食营养素最大限度地被人体吸收
和利用，而且有利于各种营养素
在体内发挥良好的协同作用，以
实现最佳的营养功效，如维生素
C能促进铁的吸收，脂肪能促进
脂溶性维生素的吸收等。

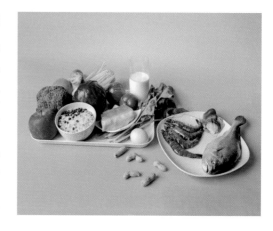

（3）烹调加工合理：烹调加工可消除食物中的抗营养因素和有害微
生物，提高食物的消化率，改善食品的色、香、味、形等感观性状以促进食
欲。在烹调加工过程中，人们应注意尽量减少营养素的损失和有害物质的产
生，确保膳食的营养与安全。

（4）饮食习惯良好：平衡膳食不是一餐或一天的短期行为，必须以长
期良好的饮食习惯、科学的膳食制度和合理的食谱为保证。膳食制度包括每
日餐次的确定、两餐间的时间间隔、能量和食物数量的分配以及进餐的具体
时间等。合理的膳食制度有助于形成一种良性的条件反射，可促进人体定时
分泌消化液，使食物得到充分消化吸收和利用。平衡膳食的实现必须依赖合
理的膳食调配计划，而实现膳食调配计划的方法即编制食谱。

（5）进餐环境舒适：人类饮食包含生理和心理两方面的需求。人的精
神状态直接影响人的食欲，也影响人体对食物的摄取、消化吸收和利用。良
好的进餐环境和氛围是实现合理营养的重要保证。

（6）食品安全卫生：食品必须符合《中华人民共和国食品安全法》及食
品安全国家标准的要求，对人体无毒无害，不引起人体的急、慢性中毒。

需要注意的是，特殊人群处于特殊生理阶段、特殊生活或工作环境中，
他们的营养需求与一般人群不同，其平衡膳食的建立也应做相应调整。如哺
乳期应增加富含优质蛋白质、钙的食物，高温环境下应增加水和富含矿物
质、维生素食物的摄入等。

二、什么是膳食指南

膳食指南是根据营养科学原则和人体营养需要，结合当地公共卫生问题和食物资源，以充分的科学研究为基础，提出的对食物进行选择的指导意见。膳食指南是健康教育和公共政策的基础，是实现食物合理消费和改善人群健康的关键。自20世纪70年代以来，美国（1977）、新西兰（1982）、英国（1983）、日本（1984）、中国（1989）、新加坡（1989）等国家相继制定了各自的膳食指南。

膳食指南在不同国家发展至今，不断完善，内容和形式更为丰富。其目标包括：① 保障人群膳食平衡，满足其营养素和能量需求，提高身体素质和生活质量；② 预防营养素缺乏和过量，预防营养相关慢性病发生；③ 引导食物生产和消费；④ 指导运动或体力活动，纠正不良行为和习惯等。目前，在我国大部分地区"吃饱"已不是问题，但公众仍面临着营养相关的诸多健康问题和食物选择的困惑。吃什么营养、怎么吃营养、吃多少营养等成为合理膳食的关键问题。中国营养学会制定的膳食指南也在不断更新和完善。

从1989年发布的《我国的膳食指南》到1997年和2007年修订后分别发布的《中国居民膳食指南（1997）》《中国居民膳食指南（2007）》，每一版中国居民膳食指南都是根据当时营养与健康调查的结果，结合慢性病监测数据和食物供应情况而制定的。其目的在于引导居民合理消费，保障健康。2014年，中国营养学会再次启动了膳食指南的修订工作，基于循证医学证据以及我国食物消费和人群营养状况的新变化，再次修订并于2016年发布了《中国居民膳食指南（2016）》。

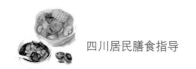

三、为什么要制定《四川居民膳食指导》

（1）**落实国家大健康战略**：2016年，我国颁布了《"健康中国2030"规划纲要》，2017年发布了《国民营养计划（2017—2030）》，确定了坚持"政府引导，科学发展，创新融合，共建共享"的原则，并明确提出"提升营养健康科普信息供给和传播能力"。围绕国民营养、食品安全科普宣教需求，结合地方食物资源和饮食习惯、传统食养理念，编写适合不同地区、不同人群的居民膳食指南等营养、食品安全科普宣传资料，能使科普工作更好地开展。目前，营养促健康已经成为"健康中国"的首要目标之一。我国幅员辽阔，地大物博，南北方不同地区的食物供应、饮食习惯、民风民俗等各不相同，因此，很有必要在中国居民膳食指南的基础上，编制具有四川地方特色的居民膳食指南，以便为四川居民提供更有针对性的膳食指导。

（2）**契合四川饮食文化**：四川省位于中国西南、长江上游地区，地貌以山地为主，有山地、丘陵、平原和高原，因土地肥沃、物产富饶、资源富集、风景优美而被誉为"天府之国"。省内多数地区四季常青，烹饪原料丰富：既有山区的山珍野味，又有江河的鱼虾蟹鳖；既有肥嫩味美的各类禽畜，又有四季不断的各种新鲜蔬菜和水果；还有品种繁多、质地优良的酿造品和调味品等。

四川饮食文化的发展与居民的风俗习惯息息相关。古代巴蜀人有"尚滋味""好辛香"的饮食习俗，又有"食在中国，味在四川"之说。川菜作为中国四大菜系之一，在我国烹饪史上占有极其重要的地位。川菜取材广泛，调味多变，菜式多样，一菜一格，百菜百味，口味清鲜醇浓并重，尤以善用麻辣著称。

四川居民饮食习惯有其独特之处。川菜讲究色、香、味、形，以味多、广、厚著称。目前，四川居民膳食的主要问题是"多油、多调味料""重口味"（通常是指过多食用太咸、太甜、太麻辣、太油腻等食品和饮料时的味觉感受）等，故四川居民需适当控制油脂、盐和香辛料的摄入量，并关注摄入的油脂种类。另外，四川居民的饮酒率高于全国平均水平。

（3）着眼四川居民的营养问题：近年来，随着社会经济发展，四川省农产品综合生产能力稳步提高，食物供需基本平衡，居民营养和健康状况不断改善，但仍面临着营养不良与营养过剩并存、不同地区人群营养状况差别较大等问题。慢性病监测结果显示，四川省城乡居民的慢性病疾病谱虽有所差异，但慢性病患病率均较高，高血压、高血脂、超重/肥胖、糖尿病等慢性病带来的健康问题不容忽视。四川省营养监测调查结果显示：四川居民的动物性食物及纯能量食物的比例上升，同时植物性食物的比例降低，脂肪供能比上升；18岁以上居民超重率为32.18%（如图1-3-1所示），肥胖率为10.88%（如图1-3-2所示），超重率高于2012年全国平均水平；2015年，四川省18岁及以上居民高血压患病率为27.3%，糖尿病患病率为10.3%；某些微量营养素缺乏问题仍然较为严峻，缺铁性贫血患病率高达20%。

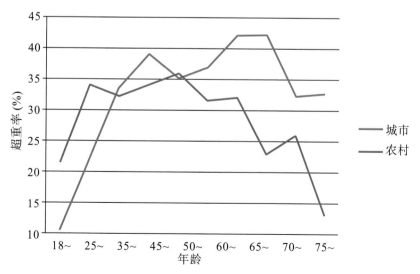

图1-3-1　四川省营养监测调查点18岁以上居民超重率（％）

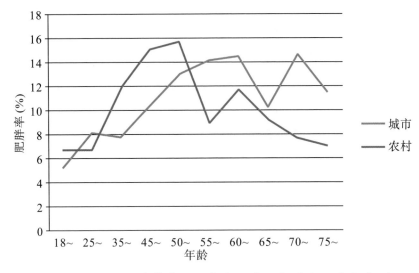

图1-3-2　四川省营养监测调查点18岁以上居民肥胖率（%）

　　大量调查提示，当食物资源充足，社会经济发展到相当水平时，居民的食物消费观念在膳食模式的选择中将起决定性的作用。提高居民的营养知识水平和素养是以膳食促健康的关键环节。四川居民对膳食指南和营养健康知识的知晓率较低，对不健康饮食习惯的危害认识不足，严重影响身体健康。因此《四川居民膳食指导》的制定和普及对改善四川居民膳食结构、建立健康生活方式、引导食物生产与消费、提高居民健康水平有重要意义和促进作用；同时，对我国其他地区，尤其是西南地区的膳食指导也有借鉴作用。

四、《四川居民膳食指导》的制定原则

《四川居民膳食指导》是以《中国居民膳食指南（2016）》为参照，以四川居民营养和健康状况为基础，并考虑到当地膳食习惯和食物来源，为四川居民食物选择和身体活动提供建议以促进健康的指导性材料。《四川居民膳食指导》的制定原则包括以下几点。

（1）基于最新的科学证据：《中国居民膳食指南（2016）》在制定过程中最大限度地收集了基于我国人群的最新研究成果，是在广泛深入的证据评估基础上制定的。因此，《四川居民膳食指导》的制定基于《中国居民膳食指南（2016）》，同时考虑四川居民营养状况和食物资源，目的是在循证医学的原则下对膳食与健康的关系达成共识，用以指导食物消费和膳食实践。最后根据整合证据进行科学总结并提出推荐建议。

（2）以食物为基础：1992年，联合国粮农组织/世界卫生组织（FAO/WHO）联合专家会议通过的《编制与应用以食物为基础的膳食指南》强调，各国应着眼于"以食物为基础"，将营养素转变为当地食物资源，通过引导建立合理的食物消费结构来改善居民的营养状况。人类每日的膳食由食物组成，探讨单一营养素与人体健康的关系具有局限性，而以食物选择为基础且以整体膳食为目标的膳食指南对促进健康更有效。以食物为基础的膳食指南同时考虑了不同饮食文化下的膳食习惯、储存和保存食物的方法、不同烹调方式导致营养素发生的变化等。与主要考虑营养素的膳食指南相比，基于食物的指导相对更加全面，也更具有可行性。

（3）考虑本地食物供应和可持续性：农业政策影响食物价格和主要农产品（粮食、蔬菜、水果、肉蛋等）的生产水平，间接影响居民的食物选

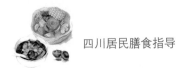

择。四川省是农业大省，具有丰富的自然资源。《四川居民膳食指导》应配合当前的农业政策，并适应可持续生产与发展的要求，基于四川省的特色农业产品和居民对农产品的偏好和选择，提出具有适用性和针对性的建议。

（4）**确保可行性和实用性**：以食物为基础的膳食指南是实现调整食物消费、促进全人群健康目标的关键，应能使大部分人理解并易于执行。膳食指南的条目应该简短、具体、清晰、容易记忆；语言便于不同人群理解和接受；使用的科学证据应具有适用性和实际价值；适应本土文化，适宜通过多种媒体传播；方便社区、团体以及营养科普和宣教部门、机构使用和推广；同时还应满足特殊群体的营养需求，使所有居民均获得良好的营养以维持健康。

五、《四川居民膳食指导》的特点

　　《四川居民膳食指导》是针对四川居民目前存在的营养与健康问题而编写的具有实用性、可操作性、通俗性特点的膳食指导材料，内容丰富，包括科学共识、图文并茂的指导文件和宣传材料。

　　（1）实用性强：《四川居民膳食指导》是针对四川居民的饮食习惯和生活特点（如"重口味"、好酒、喜烧烤、少动、少蔬果、少喝奶、少阳光等）、四川食物资源现状和食品产业（如餐饮、泡菜、酒业、猪肉及其制品等）优势、四川居民的营养问题与疾病特点（如能量来源比例不当，微量营养素缺乏，高血压、糖尿病、超重/肥胖等营养相关疾病患病率较高等）编写的，提出了有利于四川居民改善营养、增进健康的简便有效的实用原则和措施，针对性和实用性强。

　　（2）使用方便：《四川居民膳食指导》既强调平衡膳食、合理营养的目标，又顾及四川居民的饮食习惯和生活特点，努力在营养健康目标与口味享受之间找到平衡点，针对某些不太健康的饮食习惯提出可行的解决措施，既便于消费者使用，也便于基层卫生保健和营养教育工作者推广。例如，提出"合理食用火锅"比一味反对更具有可操作性，更容易被四川居民接受。《四川居民膳食指导》在强调平衡膳食原则的同时，增加了一些四川传统菜肴和特色食物的制作方法；平衡膳食实践部分根据四川居民的饮食习惯举例说明了平衡膳食的食谱方案，能更好地指导人们在日常生活中平衡膳食。建议四川居民在践行《中国居民膳食指南（2016）》的基础上，结合四川的食物资源、饮食习惯、自身健康与营养状况及就餐喜好，参照《四川居民膳食指导》调整自身的膳食与健康相关行为。

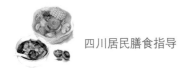

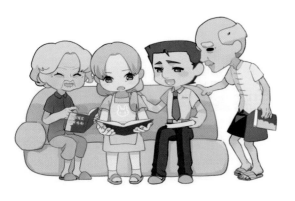

（3）**通俗易懂**：《四川居民膳食指导》图文并茂，语言精练，通俗易懂，朗朗上口，便于民众理解和掌握。为了更好地传播和实践膳食指南的内容，《四川居民膳食指导》参照中国居民平衡膳食宝塔，结合四川居民膳食的实际情况，设计了四川居民平衡膳食宝塔，以图形化的方式呈现了一日膳食中各类食物的数量和比例，强调了饮水的重要性。四川居民平衡膳食宝塔图中还融入了具有四川特色的熊猫图案，可视性和可读性更强。

（4）**内容丰富**：《四川居民膳食指导》结合四川居民的营养现况和问题，推荐解决方案和建议。平衡膳食实践部分包括四川居民平衡膳食宝塔图示及其说明、四川居民平衡膳食实践记录、估计食物能量摄入量、食物交换份、四川居民平衡膳食食谱举例、四川几种特色食品制作等内容，能更好地帮助居民理解和应用膳食指南的核心内容，做到合理膳食、吃出营养、吃出健康！

《四川居民膳食指导》的制定、应用和实践，是把营养和健康科学知识转化为平衡膳食模式的促进和推广过程。《四川居民膳食指导》在营养与健康宣传教育方面为广大营养和健康教育工作者及相关媒体提供了最新的科学证据和资源。我们鼓励四川省营养教育工作者在实践中结合自己的经验和知识，帮助公众理解《四川居民膳食指导》。希望社会各界积极参与推广《四川居民膳食指导》，为实现健康四川的目标贡献力量。

第二部分

六条核心推荐

核心推荐一　食物多样，谷类为主，粗细搭配

核心推荐二　吃动平衡，户外活动，健康体重

核心推荐三　多吃蔬果、奶类、大豆及其制品

核心推荐四　适量吃鱼、禽、蛋、瘦肉，少吃烧烤

核心推荐五　少盐少油，麻辣适度，控糖限酒

核心推荐六　饮食卫生，杜绝浪费，兴新食尚

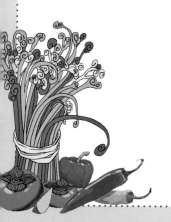

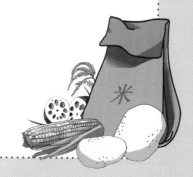

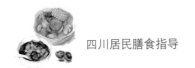

核心推荐一 食物多样，谷类为主，粗细搭配

【提要】

食物多样是营养学家推荐、民众能懂能用、可实现平衡膳食的关键措施，只有摄取多样化的食物，才能提供充足的能量和多种营养素，才能满足机体多样化的营养需求。在营养学上，"食物互补作用"是食物多样的重要理论依据。在饮食实践中，人们常根据身体状况、饮食习惯、经济能力、职业特点、气候条件等选择多种食物。建议每天都要吃谷薯类、蔬菜和水果类、肉/鱼/蛋类、奶/大豆类和油盐类5类食物，每类吃3~5种。

以谷薯类为主是东方人传统膳食的重要特征，指人体每天摄入谷薯类食物所提供的能量占一天膳食总能量的一半以上。谷类食物的淀粉含量一般在70%以上，容易被人体消化吸收，是人类最理想、最安全、最经济、可摄入量最多的能量来源，也是我国居民B族维生素、矿物质、膳食纤维和植物化学物的重要来源。

近年来，随着我国经济水平的提高，"吃饱"的问题已经基本解决，但"如何吃好"的问题还比较突出。四川省疾病预防控制中心2010—2012年对四川省7个县区进行的膳食调查显示：四川居民碳水化合物摄入不足，脂肪摄入过多。此膳食模式与四川省疾病模式的变化基本一致。坚持以谷薯类为主的膳食原则，在保障儿童和青少年生长发育、维持健康方面发挥着重要作用。因此，建议一般成人每天摄入谷薯类食物250~400 g，其中约一半为全谷类、薯类和杂豆。

平衡膳食说来复杂，其实按照"食物多样，谷类为主，粗细搭配"安排一日三餐，就能基本满足平衡膳食的要求。简单地说，留意一下每天吃够多少种食物以及食物的颜色和数量，就抓住了平衡膳食的关键。

 【关键推荐】

◎ 每天吃5类食物，每类吃3~5种。

◎ 每天摄入谷薯类食物250~400 g，其中约一半为全谷类、薯类和杂豆。

◎ 每餐有谷类，食物种类多一点，每种食物量少一点。

◎ 注意选择深色谷、薯、豆类食物。

◎ 粗粮细做，既营养又美味。

 【解读】

1. 什么是食物多样？

食物多样是指在一天膳食中选用类别、品种、颜色、质地多样的食物，其核心是食物类别和品种多样。

（1）类别多样：每日膳食尽量包括四川居民平衡膳食宝塔中的5类12亚类食物。

1）谷薯类：包括谷类（不含全谷物）、全谷物和杂豆、薯类共3个亚类。谷薯类食物主要提供碳水化合物、膳食纤维及B族维生素，也是我国居民蛋白质的来源之一。全谷物保留了谷皮和胚芽，B族维生素、矿物质和膳食纤维含量高于精制米面。四川居民常用的薯类有红薯（红苕）、土豆、山药、芋类，除含有碳水化合物、膳食纤维外，还含有谷类食物所缺乏的维生素C。杂豆如绿豆、红豆、豌豆、蚕豆（胡豆）、雪豆等，不同于大豆，其

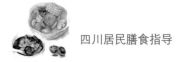

主要营养成分类似谷类,蛋白质含量低于大豆但高于谷类。

2)蔬菜和水果类:它们是低能量食物,主要提供膳食纤维、维生素C、β-胡萝卜素和矿物质等营养素,以及类胡萝卜素、花青素、花色苷、黄酮类、绿原酸等植物化学物。深绿色、紫黑色、红色、橙色等深色蔬菜和水果中这些功能性成分的含量更高。

3)肉/鱼/蛋类:它们包括禽畜肉、水产品和蛋类3个亚类,主要提供优质蛋白质、矿物质、脂溶性维生素和脂肪,但缺乏膳食纤维。

4)奶/大豆类:它们包括奶类及其制品、大豆及坚果两个亚类。我国常见的大豆有黄豆、黑大豆、青大豆等,坚果有花生、核桃、开心果、杏仁等。种子类食物(如葵瓜子、西瓜子、南瓜子等)也放在此类。奶/大豆类食物主要提供优质蛋白质、不饱和脂肪酸、矿物质和B族维生素,大豆和坚果类还可提供维生素E。

5)油盐类:它们包括油和盐两个亚类。纯能量食物除烹调油外,还有食用糖、酒、淀粉等,主要提供能量,其中动、植物油还提供必需脂肪酸和脂溶性维生素(如维生素A、维生素D、维生素E、维生素K),并促进这些维生素的吸收。食盐是我国居民膳食钠的主要来源。

(2)品种多样:品种多样就是在每类食物中尽量吃3~5种食物,保持同类食物不同品种间的搭配和变换。比如谷类要吃米、面、全谷物、杂粮,蔬菜要注意选用深色、十字花科、菌藻类等,水果要注意选用深色、富含维生素C的水果,动物性食物要选择鱼、鸡、鸭、猪、牛、羊、兔肉,蛋类可选用鸡蛋、鸭蛋、鹅蛋、鹌鹑蛋

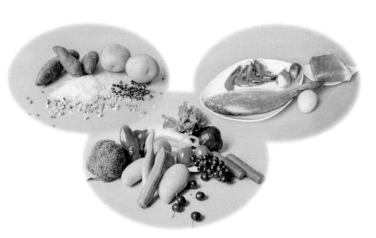

等，奶类可选用牛奶、羊奶、酸奶、奶酪等。

（3）**颜色多样**：食物根据天然的颜色，可分为白色、绿色、黄色/橙色、红色、紫色/黑色食物。不同颜色的食物其营养素和植物化学物的组成有所不同，因此注重食物颜色搭配不仅能满足人体感官的需求，还能满足人体多样化的营养需求。这里的颜色指食物本身的天然颜色，既不是食品安全概念里的绿色食品，也不是添加着色剂（色素）后的食品颜色。食物的颜色最为直观，选择天然的五颜六色的食物是我们搭配平衡膳食的一种简便措施。

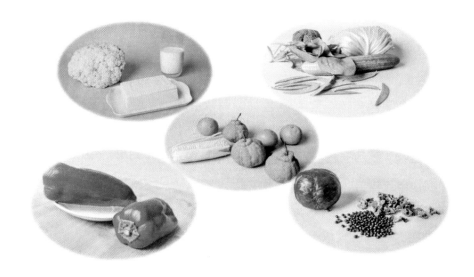

1）白色食物：常见的有米、面、白薯、山药，奶、鸡/鸭蛋白、鸡/鸭肉、鱼肉、肥猪肉、猪油，白萝卜、白菜、花菜、大蒜、茭白、冬瓜、竹笋，梨、荔枝，白糖等。白色的谷类一般富含碳水化合物（淀粉），白色的动物性食物一般富含蛋白质、脂肪等产能营养素，白色的蔬菜和水果一般富含植物化学物（有机硫化物等）、膳食纤维、维生素C和矿物质等。

2）绿色食物：常见的绿色蔬菜有菠菜、西蓝花、冬寒菜、豌豆尖、茼蒿菜、青油菜、芥菜、韭菜、芹菜、蕹菜、四季豆等，绿色水果有青苹果、

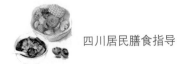

青葡萄、猕猴桃等。绿色食物一般富含叶绿素、叶黄素等类胡萝卜素，以及膳食纤维、β-胡萝卜素、维生素C和矿物质等。

3）黄色/橙色食物：黄色/橙色食物有黄玉米、黄心红薯、蛋黄、黄豆、胡萝卜、南瓜，橘、橙、芒果等。黄色/橙色食物富含β-胡萝卜素、维生素C、胡萝卜素（番茄红素和叶黄素等）、膳食纤维、矿物质。

4）红色食物：红色食物有瘦猪肉、瘦牛肉、羊肉，红豆、红心红薯，番茄、枸杞子、西瓜、草莓、红枣、杨梅、山楂、红葡萄、红葡萄酒等。红色的肉类一般富含优质蛋白质、矿物质、必需氨基酸、必需脂肪酸和脂溶性维生素等。红色的三文鱼、虾、蟹等除含有优质蛋白质和脂肪酸，还富含虾青素（Astaxanthin，又称变胞藻黄素或虾红素，是胡萝卜素的一种）。红色的蔬菜和水果所含营养成分与黄色/橙色食物相近。

5）紫色/黑色食物：紫色/黑色食物有紫甘蓝、洋葱、茄子、海带、紫菜、黑木耳，蓝莓、桑葚、紫葡萄，紫薯、紫米、黑米、黑豆、黑豆豉、黑芝麻，乌骨鸡、墨鱼、海参等。这类食物中有些富含花青素、原花色苷等植物化学物，有些富含铁、碘等矿物质和维生素。

（4）质地多样：质地通常用来表示食品的组织状态、口感及味觉感受，如咀嚼时感到的软硬、黏稠、酥脆、爽滑等。质地多样可以满足不同年龄阶段人群的生理需要。婴幼儿添加辅食需要遵循由少到多、由稀到稠、由细到粗的原则，从糊状食物逐渐过渡到半固体或固体食物；3岁以下幼儿、咀嚼和消化能力明显降低的老年人，应选择细软食物，如软饭、稠粥、细软的面食等，以易于咀嚼、吞咽和消化；高龄和有吞咽障碍的老年人可以选择软食、半流质或糊状食物，进食要细嚼慢咽，预防呛咳和误吸；咀嚼功能正常的中老年人应适当选用有一定硬度的食物（如炒花生、干胡豆），以锻炼和维持咀嚼功能，预防牙齿过早缺失。

2. 为什么说食物多样是平衡膳食的关键措施？

世界各国权威专业机构发布的膳食指南都不约而同地告诉本国居民，要做到食物多样。《2015—2020年美国居民膳食指南》再次强调，"重视食物的多样性、营养素含量和摄入量"。多版中国居民膳食指南的第一条都是"食物多样，谷类为主"。

对食物本身而言，只有多类别、多品种食物搭配才能组成平衡膳食；对机体而言，要满足机体的多样化需求，必须摄取多样化的食物。平衡膳食是营养学的基本概念，食物多样就是营养学家推荐的实现平衡膳食的保健利器。这是因为：

（1）食物多样是平衡膳食的基础：可供人类吃的食物多种多样，不同类食物的形态、颜色、结构和组成成分相差较大，即使是相同种类、不同品种的食物，或同一品种不同产地、不同季节的食物，甚至相同品种不同部位的食物，其营养特点都有很大不同。一般来说，食物的种属相差越远，营养特点的差别越大，同类同品种食物的营养特点大同小异。因此，根据食物的这些特点，只有多类别、多品种食物搭配才能组成平衡膳食。

（2）食物多样能满足机体多样化的营养需求：人除了完成自身的生命活动，还要从事各种体力和脑力活动，因此，人必须每天从食物中摄取蛋白质、脂肪、碳水化合物、维生素、矿物质等营养素以及水、膳食纤维、植物化学物等膳食成分。然而，除了6个月内的婴儿只吃母乳一种食物能基本满足其生理需要（不能全部满足需要，还需补充维生素D和维生素K），还没有任何一种天然食物能满足人体的所有需求。因此，只有摄取多样化的食物才能满足机体的多样化需求。

（3）食物多样有利于营养互补：符合平衡膳食要求的一餐膳食应该提供多种食物，一种食物所缺少的必需营养素能在一餐膳食中互补；能加强食物中营养素的协同作用，大大提高一餐膳食的吸收利用和营养价值；同时也应有意避开有拮抗作用的食物一起食用。比如谷类蛋白质的限制氨基酸是赖氨酸，豆类蛋白质的限制氨基酸是蛋氨酸。我国居民常食用的八宝粥中有

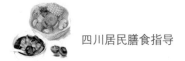

米、豆、坚果，八宝粥中各类食物的营养相互补充，其总营养价值大大高于其中任何单一食物的营养价值。但要注意规避不利因素，如浓茶中含有鞣酸，会影响膳食中铁、钙的吸收利用，故不宜在进餐时或餐后1小时内喝浓茶。

（4）食物多样可刺激食欲：一种食物的颜色和形态不仅是食物的外部特征，也是内部组分和营养素含量的反映。选择五颜六色、不同形态的多种食物组成的膳食除了增加营养价值，还给人视觉、味觉的刺激，引起食欲，增加食物和营养素摄入量。比如四川人爱吃的肉末泡豇豆、木耳鱼香肉片、酸菜鱼、西红柿炒蛋、豆腐青菜汤、烧什锦、凉拌三丝等颜色多样、口味不同的菜肴能刺激食欲，有利于"下饭"。

（5）食物多样能降低疾病风险：国外研究证据显示，食物多样化对健康十分有益。例如：美国全国健康和营养调查（NHANES）及流行病学后续研究结果显示，采用多样化饮食的人发病后的存活率较高，饮食多样化可降低糖尿病患者心血管并发症的发生风险，并有助于血糖水平达到良好的标准。段召雪等人对来自中国23个省份的8571名老年人的研究结果表明：与膳食多样性较好的老年人相比，膳食多样性差的老年人发生认知受损的风险升高29%；在80岁以上的老年人中，膳食多样性差的老年人发生认知受损的风险率升高34%。

（6）食物多样可降低食品安全风险：水和空气污染，化肥、农药等的使用，或多或少地会使食物残留一些有毒、有害物质，给人们的饮食安全带来风险。食物中有害成分检测和毒理学评价是一个费时费力的复杂过程，每个人不可能在摄入每一种食物以前都进行检验和评价。在2008年中国奶粉三聚氰胺污染事件中，很多婴幼儿成为"结石宝宝"，这与将被三聚氰胺污染的奶粉作为婴幼儿唯一或主要的食物来源有密切关系。当我们摄入多种食物时，自然会减少对每种食物的食用量，某些食物中可能存在的有害成分的摄入量也相应减少。

> **温馨提示**
>
> 食物多样可以在一定程度上降低不安全食品带来的健康风险，是我们个人坚守膳食安全的一道关口，也是我们个人能掌控的、简便易行的一种措施。

3.　如何做到食物多样？

　　平衡膳食说来复杂，其实也很简单，数种数、观颜色就可以了。只要留意一下每天吃了多少种食物及颜色和数量，就抓住了平衡膳食的关键。

　　（1）增加食物品种：每天选择5类食物，每类选择3~5种，一天就能吃到15~25种食物。不要像四川居民以前那样，产什么，吃什么，食物品种单一，主食大米和猪肉。

　　（2）选择多种颜色的食物：每天选择多种颜色的食物。我们不需要知道各种食物营养素的具体含量，只要知道一天膳食中要选择多类别、多品种、多种颜色的食物就好。

　　（3）品种多一点、数量少一点：成人一天食物摄入量一般在1000~2000 g，可因性别、年龄、身体活动水平、生理状况而异。在控制食物总摄入量的前提下，提倡食物品种多一点，每种食物量相应少一点。因此，在购买食物和进餐时，要优先选择多种多样对健康有益的食物，而不是口味好吃、价格便宜的单一品种的食物；在同一类食物中，要尽可能增加食物品种，不要在吃第一种美食时吃得太多而减少食物品种；前一天没有吃到的食物或少摄入的营养素，在第二天要及时补上；要记住多种食物来源的营养素比单一食物来源的营养素能更好地满足平衡膳食的要求。

4.　为什么强调谷类为主的膳食？

　　（1）谷类为主是东方人传统膳食的重要特征：《黄帝内经》明确提出"五谷为养，五果为助，五畜为益，五菜为充"，把"五谷"放在首位。中国营养学会编制的多版膳食指南的第一条都是"食物多样，谷类为主"。谷类为主的膳食指每天摄入谷薯类食物所提供的能量占一天膳食总能量的一半以上，相应地减少总脂肪摄入量。

　　（2）谷类的营养特点：①谷类食物是人体主要的能量来源，也是我国居民B族维生素、矿物质、膳食纤维和植物化学物的重要来源。②谷类食物

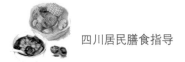

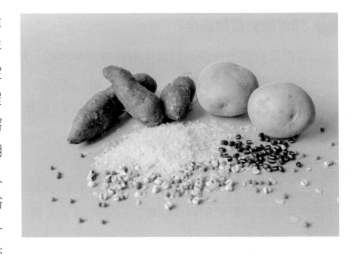

碳水化合物的含量都在70%以上，存在的主要形式是淀粉。淀粉在烹调过程中因受热在水中溶胀、分裂，发生糊化作用，容易被人体消化吸收。③谷类的蛋白质含量一般在7%～10%，与豆类食物混合食用，可通过蛋白质互补作用提高营养价值。④谷类一般含有少量的脂肪（1%～2%），主要集中在谷胚和糊粉层中，能制油的谷类主要是米糠和玉米。⑤谷类食物是膳食中B族维生素，特别是维生素B_1和尼克酸（维生素B_3、烟酸）的重要来源，但一般不含维生素C、维生素D和维生素A，只有黄玉米和小麦含有少量的类胡萝卜素。⑥谷类食物的矿物质含量为1.5%～3%。大米在烹调之前如果过分淘洗，会损失掉70%的矿物质。一般谷类中都含有植酸，它能和铁、钙、锌等人体必需的矿物质结合，生成人体无法吸收的植酸盐，故谷类中矿物质吸收率不高。但由于小麦粉常经发酵后蒸制成馒头或烤制成面包供人食用，植酸在发酵过程中大部分被水解而消除，因此，发酵能提高谷类食品中矿物质的吸收率。

（3）谷类的供能特点：谷类富含淀粉，是最理想、最安全、最经济的能量来源，也是可摄入量最大的供能食物。淀粉是可吸收利用的碳水化合物，在人体内被消化吸收和代谢后，最终代谢产物是能从肺排出的二氧化碳和主要随尿液、粪便排出的水分，不会对人体健康造成损害。而在肠道未被吸收的氨基酸或未被消化的蛋白质在肠道细菌的作用下会分解产生胺类物质，经肠道吸收后，在肝脏进行代谢，产生尿酸、尿素等含氮化合物，再通过肾脏排出体外，如果蛋白质摄入过多，会加重肝肾的负担。脂肪代谢不完全会产生过多的酮体（即乙酰乙酸、β-羟丁酸及丙酮），引起酮血症，对人体有害。因此，相对而言，谷类是最安全的供能食物。另外，谷类碳水化合物不易引起过敏性疾病，故米糊可以作为婴儿首选的供能辅食。

（4）葡萄糖为重要器官供能：葡萄糖是谷类淀粉多糖的分解产物，是细胞的重要成分，是人体大脑、神经组织、红细胞、肾小管、睾丸、肌肉组织等许多重要器官和组织的主要供能物质。人体所有生命代谢活动都离不开能量，一个人如果一两餐不进食，可能就会感到乏力、头昏眼花甚至发生低血糖昏迷。人没有能量就不能活下去，就像电器断电不能工作一样。谷类是提供能量的主要食物来源，因此，必须采取以谷类等植物性食物为主的平衡膳食，才能保证身体健康。

（5）四川省谷类营养问题：近年来，随着我国经济水平的提高，"吃饱"问题已经基本解决，但"如何吃好"问题还比较突出。能量摄入来源比例明显失调已经成为四川居民的主要营养问题之一。主食摄入量减少、食物加工越来越精细、粗杂粮摄入减少、油脂及能量摄入过多，导致B族维生素、膳食纤维和某些矿物质的供给严重不足。2015年，四川省18岁及以上居民高血压患病率为27.3%，糖尿病患病率为10.3%，均高于全国平均水平（高血压患病率为25.2%，糖尿病患病率为9.7%）。膳食坚持以谷类为主，不仅保持了东方膳食的有益特点，还可避免高能量、高脂肪、低碳水化合物膳食的弊端，是降低慢性病风险的一种简便易行的措施。因此，我们一定要坚持好以谷类为主的膳食原则。

5. 如何做到以谷类为主？

有些人早餐只摄入牛奶、鸡蛋，或晚餐只吃蔬菜、水果，外出就餐时大吃山珍海味；谷类食物品种单一，天天吃白米饭，谷薯类食物越吃越少……这些都是四川居民谷类摄入存在的主要问题和误区。如何才能做到以谷类为主呢？

（1）**每餐有谷类，注意粗细搭配**：一日三餐尽量吃3～5种谷类、薯类和杂豆，比如杂粮米饭、红薯饭、燕麦粥、红薯玉米糊、饺子、包子、煎饼等。

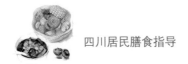

（2）**多类食物搭配**：谷薯类尽量与肉、豆、蔬菜类搭配，比如粉蒸肉（加红薯、土豆）、土豆胡萝卜烧排骨、猪蹄炖雪豆、黄豆汤、牛奶土豆泥、牛奶煮玉米、八宝粥、玉米粒饭、南瓜饭、豇豆饭等。尽量选择烹饪口味能搭配的多种类食物。

（3）**注意选用深色谷薯类、豆类食物**：深色谷薯类食物主要有紫薯、红心/黄心红薯，紫米、黑米、糙米、小米、红高粱、荞麦、莜麦、黄玉米；深色豆类食物有红豆、绿豆、小红芸豆等。选用深色食物是因为它们的某些营养素或植物化学物含量比同类浅色食物要高几倍。比如，红心红薯的β-胡萝卜素含量比白心红薯高几倍，黄玉米的玉米黄素和β-胡萝卜素含量比白玉米高，紫薯的花青素含量比白心红薯高很多。

（4）**在外用餐必点主食**：随着生活富裕、团聚活动增加，越来越多的人选择在外用餐。点餐也大有学问，经常在外用餐的人不注意点餐学问，就会吃出慢性病来。在外用餐要讲究平衡膳食原则，不仅要点肉、鱼、虾和海味，还必点主食和蔬菜。在四川餐馆常见的"五谷丰登"或"大丰收"（即红薯、紫薯、土豆、芋儿、玉米、山药、花生、板栗等做的拼盘）、小笼包、煎饼、担担面等小吃都是可选择的美味主食。

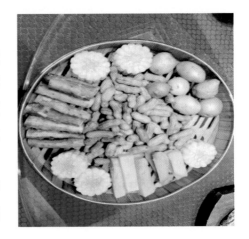

6. **什么是细粮、粗粮、全谷类食物？**

我国居民的传统主食有细粮、粗粮之分。中国居民平衡膳食宝塔（2016）中首次出现"全谷物"，主要是为了和国际营养学概念接轨。

（1）**细粮**：一般认为米、面是细粮。谷物按照碾磨程度可分成精制谷物和部分精制谷物。前者指碾磨程度较高，保留胚乳、少量外层谷皮和胚芽的谷物，如特等米（即"八八米"，指每100 kg去壳的糙米加工成88 kg大米的出米率）和富强粉（即"七〇粉"，指每100 kg小麦加工成70 kg面粉的出粉率）；后者指碾磨程度较低，保留胚乳、部分外层谷皮和胚芽的谷物，如标准米（"九五米"）、标准面粉（"八五粉"）。

（2）粗粮：一般指未经过精加工的谷物、杂豆和薯类。细粮的口感比粗粮好，但细粮由于经过精加工，营养成分丢失较多，其营养价值没有粗粮高。与细粮相比，粗粮可提供更多的膳食纤维、B族维生素、矿物质（见表2-1-1）以及植物甾醇、植酸和酚类等植物化学物。四川居民由于"高盐、高油"的饮食特点，增加了高血压、糖尿病、肥胖等疾病的患病风险，因而应提高粗粮在食物结构中所占的比例，做到粗细搭配，保证营养均衡。

表2-1-1 不同谷物营养成分比较（每100 g可食部）

食物	蛋白质（g）	维生素B₁（mg）	维生素B₂（mg）	尼克酸（mg）	维生素E（mg）	铁（mg）	锌（mg）	钾（mg）	膳食纤维（g）
小麦粉（富强粉）	10.3	0.17	0.06	2.0	0.73	2.7	0.97	128	0.6
粳米（特等）	7.3	0.08	0.04	1.1	0.76	0.9	1.07	58	0.4
小麦	11.9	0.40	0.10	4.0	1.82	5.1	2.33	289	10.8
小麦粉（标准粉）	11.2	0.28	0.08	2.0	1.80	3.5	1.64	190	2.1
稻米（均值）	7.4	0.11	0.05	1.9	0.46	2.3	1.70	103	0.7
玉米（黄、干）	8.7	0.21	0.13	2.5	3.89	2.4	1.70	300	6.4
小米	9.0	0.33	0.10	1.5	3.63	5.1	1.87	284	1.6
荞麦	9.3	0.28	0.16	2.2	4.40	6.2	3.62	401	6.5
黑米	9.4	0.33	0.13	7.9	0.22	1.6	3.80	256	3.9
青稞	8.1	0.34	0.11	6.7	0.96	40.7	2.38	644	1.8
高粱米	10.4	0.29	0.10	1.6	1.88	6.3	1.64	281	4.3

注：数据来自《中国食物成分表2009》。

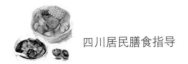

（3）全谷物：指未经精细加工或虽经加工处理，仍保留了完整谷粒所具备的胚乳、胚芽、糊粉层、谷皮及其天然营养成分的谷物。常见的全谷物包括糙米、玉米、黑米、燕麦、高粱、荞麦、小米、全麦粉等。四川的传统饮食中，稻米、小麦、燕麦、黑麦、黑米、玉米、黄米、小米、薏米等如果加工得当，都能制成全谷物。在图2-1-1中，左侧图是含胚芽的糙米，右侧图是精白米。

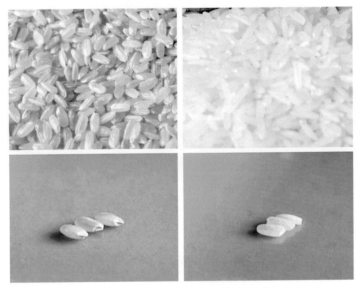

图2-1-1　糙米（含胚芽）和精白米对比图

为了更好地理解谷物加工对其营养成分的影响，我们有必要先认识一下谷粒结构。谷粒包含谷皮（含糊粉层）、胚乳、胚芽三个部分，各个部分的营养成分不尽相同，其结构如图2-1-2所示。谷皮位于谷粒外层，糊粉层位于谷皮和胚乳之间，含有较多的蛋白质、脂肪、B族维生素、矿物质和膳食纤维；胚芽位于谷粒的一端，是种子发芽的部位，含有脂肪、多不饱和脂肪酸、B族维生素和矿物质等；胚乳是谷粒的主要部分，主要含有淀粉和少量蛋白质。

谷粒经过精细化加工，把谷壳脱去，进一步碾去谷皮，胚芽随之脱落，

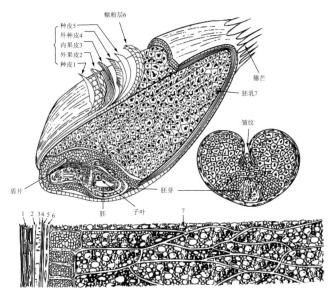

图2-1-2 谷粒结构示意图

剩下胚乳，就成为精制谷物。食用全谷物对人体健康十分有益，有利于降低2型糖尿病、心血管疾病、肥胖等疾病的发生风险。

从食物种类上讲，粗粮不仅包括谷物类，还包括杂豆类和薯类（谷物类、杂豆类、薯类统称粮食），而全谷物主要指谷类食物；从加工程度上讲，粗粮是相对于细粮的概念，指未经精细加工的粮食，而全谷物则更强调加工过程中保留完整的谷粒结构。因此，粗粮和全谷物这两个概念既有重叠也有区别。

7. 粗粮不好吃，怎么办？

如果在烹调时只用粗粮作为原料，其口感粗糙，不好吃且较难消化，所以许多人不喜欢吃粗粮或很难坚持吃粗粮。但不吃粗粮又缺少膳食纤维、维生素和矿物质，那该怎么办呢？下面列出几招供您选择：

（1）**粗细搭配**：在四川省，我们每天的主食以谷类为主，但不能每餐都只吃精白米、精白面，可将粗粮搭配入一日三餐。小米、玉米、燕麦、绿

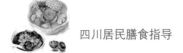

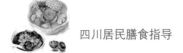

豆、红豆、红薯等均可与精白米面搭配，如在白米中放入小米、糙米、燕麦、玉米、绿豆、红薯等来煮成杂粮饭或熬成粥。在制作面点时，用杂粮做馅或将杂粮混入面粉，做成豆沙包、杂粮饼、四川凉山州特色土豆包子等。

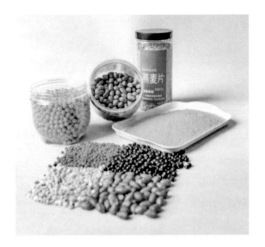

（2）**粗粮细做：**除直接将粗粮放入精白米面搭配以改善口感外，还可以通过不同的加工方式改善其口感。例如，将粗粮磨细制成面点，常见的有苞谷粑粑（玉米饼）、红薯玉米糊、荞麦面、玉米发糕等。

随着烹调工具的推陈出新，现在流行的家用面条机、家用豆浆机等也为粗粮细做提供了很好的条件。例如，可将小米、玉米、红豆、绿豆等制作成杂粮饮料或者混入白面做成彩色杂粮面条，不仅能保留谷物中对人体健康有益的营养成分，还能使杂粮口感更好。

（3）**融入菜肴：**在粗粮中，一些豆类和薯类还可以直接制作成菜肴或者作为肉类的配菜，如红薯土豆粉蒸肉、土豆泥、玉米粑粑回锅肉、芸豆蹄花汤、绿豆排骨汤、酸菜胡豆粉丝汤等。

（4）**作零食：**由于四川省的气候和季节所限，玉米、土豆、红薯是较为主要的粮食作物，因此产生了一些以此为原料的零食，如红薯干、烤红薯、苕丝糖、烤土豆、烤玉米等。这些食物可以作为日常粗粮的来源，当作零食食用或加餐用。此外，杂豆也常被制作成零食，如炒豌豆、炒胡豆（炒蚕豆）。值得一提的是，儿童不宜常吃油炸薯片，最好不要吃小颗粒、质地较硬的零食，以防误入气管。

（5）**改善加工烹调技巧：**在烹调粗粮时，使用一些小技巧可以使粗粮的口感更好，更易被接受，如高压锅法、整粒研磨法和发酵法等。

1）高压锅法：用高压锅熬粥，用电蒸锅蒸玉米、红薯、杂粮馒头，可使其更柔软、易消化。

2）整粒研磨法：用整粒研磨法制作全麦粉，其小麦胚乳、胚芽与麸皮的相对比例与天然完整谷粒基本一致。全麦粉的粗细度至少要达到120目，其适口性才能满足要求。这种面粉中的膳食纤维对人体健康最有益，对糖尿病患者也很有好处。

3）发酵法：将谷类做成发酵食品，如全麦馒头、全麦面包、玉米发糕、醪糟等。通过酵母发酵面团，产生大量二氧化碳气泡，使馒头、面包呈蜂窝状结构，变得松软好吃；发酵后的产物和酵母本身形成特有的风味和香气；酵母含植酸酶，能分解面粉中的植酸，从而减少植酸对钙、镁、铁、锌等矿物质吸收的不利影响；在发酵过程中还能额外产生一些B族维生素，提高发酵食品的营养价值。

4）其他：在粥饭或面点中加入芝麻、葡萄干、大枣等，有利于改善口感，使粗粮更香、更美味。

8. 仅以米饭为主食，且越吃越少，对吗？

不少四川居民仅以米饭为主食，且越吃越少，这显然不对。我国居民传统膳食模式是以谷类食物为主，但实际上四川居民的主食越吃越少，这是动物性食物和油脂的摄入量增多的结果。长期以动物性食物为主的膳食模式容易诱发肥胖、冠心病、糖尿病、脂肪肝等慢性病。

此外，仅以米饭为主食，主食结构单一，不利于健康。谷类食物不仅是大脑工作和人体新陈代谢的能量来源，也是B族维生素、膳食纤维、矿物质的重要来源。一些四川居民喜欢选用精白米、精白面，殊不知精白米、精白面虽然因提高谷物加工精度而改善了口感，但是降低了营养价值，特别是B族维生素、矿物质和膳食纤维的损失率达60%～80%。长期仅食用精白米、精白面易造成维生素和矿物质的摄入不足，甚至导致维生素缺乏症，如缺乏维生素B$_1$引起的"脚气病"。因此，四川居民以谷类为主食的同时，还应粗细搭配，主食中适当增加全谷物、薯类和杂豆类食物。全谷物、薯类与慢性病关

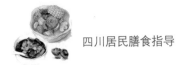

系的综合研究结果显示，增加全谷物或谷物纤维的摄入或用全谷物替代精制谷物对预防2型糖尿病、心血管疾病、结直肠癌、肥胖具有潜在的有益作用（见表2-1-2）。

为保障膳食能量平衡和衡量营养素摄入水平合理，《中国居民膳食指南（2016）》推荐每日膳食中碳水化合物提供能量占一天总能量的50%~65%。建议一般成人每天摄入谷薯类食物250~400 g，其中全谷物和杂豆50~150 g、薯类50~100 g，以维持人体的营养需求。

表2-1-2　全谷物、薯类摄入与慢性病关系的证据

食物类别	与慢性病的关系	观察人群	可信等级
全谷物	可降低2型糖尿病的发病风险	美国、英国、西班牙、瑞典、芬兰、日本和中国人群，共3000000人	B
	可降低心血管疾病的发病风险	美国、英国、挪威和荷兰人群，共4336411人	B
	可降低结直肠癌的发病风险	美国、英国、丹麦、瑞典和挪威人群，共2600000人	B
	减少体重增加的风险	美国、英国、挪威、芬兰、中国和韩国人群，共140000人	B
薯类	可降低便秘的发生风险	中国人群，共870人	C

注：A表示确信的证据，B表示很可能的证据，C表示可能的证据，D表示证据不足。该表引自《中国居民膳食指南（2016）》。

谷类是提供人体能量的主要食物来源，由于蛋白质和脂肪在体内的供能和代谢必须建立在正常碳水化合物代谢的基础上，因此谷类供能的主导地位不应被替代，谷类摄入"越少越好"的说法是不对的。根据《中国居民膳食营养素参考摄入量（2013）》，2岁及以上儿童和成人的碳水化合物平均需要量（EAR）是120 g/d，一天来自蔬菜、水果、奶类、豆类、坚果等食物的碳水化合物摄入量约为50 g，故每天至少要摄入100 g干谷物。碳水化合物的摄入低于EAR值，可能会导致营养不良。

9. 在餐馆吃饭如何点菜？

随着人们物质生活日益丰富，在外用餐越来越普遍。在外用餐时应该合理点菜，做到"食物多样，谷类为主，粗细搭配"，点菜原则如下：

其一，选择多种小份食物，以保证食物多样。

其二，合理搭配，避免单一，有粗有细、有荤有素、有肉有豆、有菜有汤，菜品颜色多样。

其三，必点主食，可选择特色小吃，主食和菜肴同时上桌，不要在用餐结束时才上主食。

其四，根据进餐人数、用餐者年龄和身体情况、饮食习惯等选择菜肴和餐馆。

10. 如何根据血糖生成指数来选择食物？

血糖生成指数（GI）是指含50 g可利用碳水化合物的食物与50 g葡萄糖在一定时间（一般为2小时）体内血糖反应水平的百分比值，反映食物与葡萄糖相比，升高血糖的速度和能力。通常把葡萄糖的血糖生成指数定为100。

GI大于70者为高GI食物，55～70者为中GI食物，小于55者为低GI食物。通常认为，对于含有等量碳水化合物的食物，低GI食物在胃肠中停留时间长、吸收率低，葡萄糖释放慢，导致餐后血糖上升慢，有助于延迟饥饿感、稳定血糖和控制体重，因此糖尿病患者、超重/肥胖患者、高血脂者适合选择低GI食物。高GI食物进入胃肠后消化快、吸收率高，葡萄糖释放快，葡萄糖进入血液后血糖上升快，峰值高，因此消化不好者、消瘦者适合选择高GI食物。

值得注意的是，选择低GI食物也要适量，不可以多吃。研究发现，果糖虽然GI低（GI为23），但摄入过多后可能引起腹泻和血甘油三酯浓度升高。另外，GI虽高但实际碳水化合物含量较低的食物，并不是不能吃，如在两餐之间适量摄入西瓜，对血糖水平的影响也不大。因此，食物的血糖生成指数与食物中碳水化合物含量和食物摄入量应综合考虑，可以根据血糖负荷来选

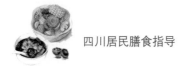

择和搭配饮食。

血糖负荷（GL）是指特定食物所含碳水化合物的量（g）与其血糖生成指数值的乘积，既考虑了食物所含碳水化合物的质对血糖的影响，又体现了食物所含碳水化合物的数量对血糖的影响，真实地反映了食物的血糖应答效应。一般认为：GL大于20者为高GL食物，表示对血糖影响明显；10~20者为中GL食物，表示对血糖影响一般；小于10者为低GL食物，表示对血糖影响不大。根据食物GI和GL合理选择食物，并控制摄入量，对指导糖尿病患者和肥胖人群的饮食有重要意义。

食物GI受多种因素影响，包括食物加工、烹调方法及膳食中所含的蛋白质、脂肪和膳食纤维等。就加工而言，谷类加工越精细，GI越高，相对于精白米面，全谷物GI较低。同一种食物的不同烹调方式也影响食物GI，如食用蒸煮较烂的米饭，在餐后0.5~1小时血糖水平明显高于干米饭，煮粥时间较长或加碱，在增加黏稠度的同时也增加了血糖应答。此外，食物混合对GI也有一定影响。研究发现，蛋白质和膳食纤维类食物与碳水化合物食物混合食用的GI要比食用单一食物更低。食物血糖生成指数见附录五。

核心推荐二 吃动平衡，户外活动，健康体重

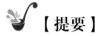 【提要】

体重由脂肪体重和去脂体重构成，是客观评价人体营养和健康状况的重要指标，而吃和动是维持健康体重的两个主要因素。吃提供能量，动消耗能量，二者应达到动态平衡。如果吃得多、动得少，多余的能量就会在体内以脂肪形式积存下来，增加体重，导致超重/肥胖；若吃得少、动得多，可由于能量摄入不足或能量消耗过多引起体重过轻。超重/肥胖、体重过轻都是营养紊乱的表现。超重/肥胖可显著增加2型糖尿病、冠心病及某些癌症的发生风险。体重过轻则可导致营养不良，劳动能力和对疾病的抵抗力下降。

健康体重是指能维持机体各项正常生理功能的体重，其体重构成恰当合理。如何维持健康体重？一句话，就是"管住嘴，迈开腿"，即通过合理地吃和科学地动保持能量平衡。增加身体活动或运动不仅有助于保持健康体重，而且可以增进心肺功能，调节机体代谢，增强机体免疫力，增加骨密度，预防骨质疏松，降低全因死亡风险和冠心病、脑卒中（中风）、2型糖尿病、结肠癌等慢性病的发生风险，还有助于调节心理平衡，舒缓压力，缓解抑郁和焦虑症状，改善睡眠。

提倡"食不过量，天天运动"。食不过量可以保证每天摄入的能量不超过人体的需要，运动可增加能量消耗，使机体处于合适的能量平衡状态。建议各年龄段人群每天进行户外活动，坚持主动锻炼。成人平均每天主动行走6000~10000步。减少久坐时间，每坐1小时起来动一动。定期监测体重和腰

33

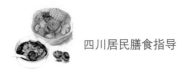

四川居民膳食指导

围，适时调整食物摄入量和身体活动量，注意维持健康体重。

【关键推荐】

◎ 食量合适，餐前有饥饿感，餐后无饱胀感。
◎ 每天进行户外活动，坚持主动锻炼。
◎ 每天快步走6000~10000步或达到与其相当的活动量。
◎ 减少久坐时间，每坐1小时起来动一动。
◎ 吃动平衡，常测体重和腰围，维持健康体重。

【解读】

1. 为什么说维持健康体重是合理营养的核心？

　　体重由脂肪体重和去脂体重（又叫瘦体重）构成。瘦体重是由身体细胞重量（BCW）、细胞外水分（ECW）以及去脂的固体部分（FFS）的重量组成，其主要成分是骨骼、肌肉等。体重是客观评价人体营养和健康状况的重要指标。如果人体营养不合理，则可导致体重过重（超重/肥胖）或过轻（消瘦）。体重过重反映能量摄入过多和/或体力活动不足，可增加冠心病、脑卒中、糖尿病、某些癌症等慢性病的发生风险。体重过轻则说明能量摄入不足和/或消耗过多，可使劳动能力和对疾病的抵抗力下降。

　　健康体重是指能维持机体各项正常生理功能、体重构成恰当合理、使人体处于健康状态的体重。合理地吃和科学地动不仅可以保持健康体重，打造美好体型，还可以增进心肺功能，改善糖代谢、脂代谢，增加骨密度，调节心理平衡，增强机体免疫力，降低肥胖、心血管疾病、2型糖尿病、癌症等威胁人类健康的慢性病的发生风险，提高生活质量，减少过早死亡，延年益寿。所以说，维持健康体重是合理营养的核心。

2. 健康体重和腰围应是多少？

判断一个人的体型是否正常，不能只看体重，还要结合身高进行综合考虑。目前常用的判断健康体重的指标是体质指数（Body Mass Index，BMI）。BMI的计算公式如下：

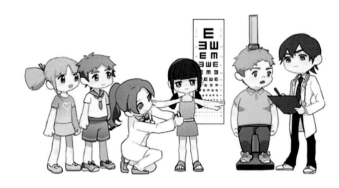

$$BMI = \frac{体重（kg）}{身高（m）^2}$$

我国健康成人正常的BMI应为18.5~23.9。成人的BMI小于18.5为体重过轻，大于23.9为超重，大于或等于28为肥胖。成人体重判定见本书附录六。

例如：某男，25岁，身高168 cm，体重65 kg。$BMI=65÷1.68^2=23.03$，属于正常范围。

特别需要注意的是，上述判定标准不适用于以下人群：① 未满18岁的儿童和青少年；② 运动员；③ 怀孕或哺乳期妇女；④ 65岁及以上老年人。比如，长期健身的发烧友或者运动员的肌肉较发达，BMI就容易超标，但他们体内的脂肪比例其实并不高。中国6~18岁的儿童和青少年应按照性别、年龄来划分BMI正常值（见本书附录七）。从降低死亡率考虑，65岁及以上老年人的体重和BMI应该略高（最好不低于20.0，但也不宜超过26.9）。老年人营养不良评估见附录八。

腰围（WC）是指腰部水平围长，是反映脂肪总量和脂肪分布的综合指标。中国人的理想腰围：男性小于90 cm，女性小于85 cm。如果您的腰围超过该范围，就属于中心型肥胖。许多研究发现，即便一个人体重未达到超重或肥胖水平，但如果腰部积聚过多脂肪，对健康也会造成严重威胁。

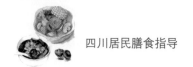

对BMI相同的人群进行比较发现，随着腰围增加，早亡的风险也会升高。中心型肥胖是多种慢性病的重要危险因素之一。所以，您应该关注体型胜于关注体重。

世界卫生组织推荐的腰围测量方法：被测者站立，双脚分开25~30 cm，体重均匀分配，测量位置在水平位髂前上棘和第12肋下缘连线的中点（肚脐上方2~3 cm）。用没有弹性、最小刻度为1 mm的软尺沿水平方向围绕腹部一周，紧贴而不压迫皮肤，在正常呼气末测量腰围的大小。

3. 如何做到吃动平衡？

健康体重是保证身体健康的基本条件，而吃和动是维持体重的两个主要因素。吃提供能量，动消耗能量，两者应达到动态平衡。吃动平衡就是在健康饮食、规律运动的基础上，保证食物摄入量和身体活动量的相对平衡，使体重在一段时间内维持在稳定水平，从而促进身体健康，降低疾病的发生风险。这就是我们常说的"管住嘴，迈开腿"。

（1）"管住嘴"：并不意味着不能享受美食，关键是不能吃过量，不能以为这顿饭吃多了，下顿饭少吃点就是了，更好的办法是通过"迈开腿"来消耗过多的能量。人体通过摄入碳水化合物、脂肪和蛋白质而获取能量（所提供的能量分别为4 kcal/g、9 kcal/g和4 kcal/g），我们可以通过调整饮食结构（"管住嘴"）来满足能量需求量。成人的能量消耗主要在于维持基础代谢、身体活动与食物热效应三方面。基础代谢是指维持体温、呼吸、心脏搏动、血液循环及其他组织器官和细胞等最基本的生命活动所需要的能量消耗，占人体总能量消耗的60%~70%。身体活动所消耗的能量占人体总能量消耗的15%~30%。食物热效应指人体在摄食过程中，由于要对食物中的营养素等成分进行消化吸收、代谢转化等，故需要额外消耗能量，同时引起体温升高和散发能量。不同的食物营养成分、进食量和进食速度产生的食物热效应不同，一般混合膳食的食物热效应消耗的能量每日为120~200 kcal，大约占基础代谢能量的10%。不同人群所需要的能量不同。在这三部分能量消耗中，每个人的基础代谢和食物热效应相对比较固定，只有体力活动变化最大，因此它是维持能量平衡的重要部分。"少吃少动"虽然也有可能达到能量平衡，但会导致能量和微量营养素摄入不足的风险增加。如果只"迈开腿"而不科学地进食，由于人体在运动时消耗了大量能量，反而促使人体摄入更多的食物。所以，只"管住嘴"不"迈开腿"或只"迈开腿"不"管住嘴"都不好！

健康成人维持基本生命活动消耗的能量通常在一个稳定范围内。《中国居民膳食指南（2016）》指出：我国轻体力活动人群（18~49岁）全天能量需要量，男性为2250 kcal/d，女性为1800 kcal/d。中、重体力劳动者或活动量大的个体，每天能量摄入应适当增加300~500 kcal。

（2）"迈开腿"：每个人都应保持足够的日常身体活动，其消耗的能量至少应占总能量的15%左右。当一个人摄入的总能量为2000 kcal时，身体活动消耗的能量应在300 kcal左右。对一般人来说，除去每天日常家务、职业活动等消耗80 kcal（相当于2000步左右消耗的能量）能量，还需要主动增加身体活动40分钟，相当于年轻女性每天快步走6000步（5.4~6.0 km/h）的运动量，能量消耗总计约300 kcal。大于60岁的女性完成6000步的时间可以略长些。可充分利用外出、工作间隙、家务劳动和闲暇时间，尽可能地增加动的机会，减少静坐的时间，例如，走路上下班、站立或走动办公、爬楼梯而不坐电梯等，将运动融入日常生活中。

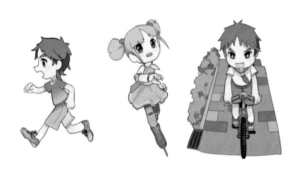
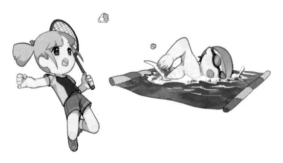

每天进行中等强度运动30分钟以上，每周运动5~7天。有研究证实，每

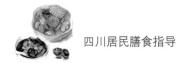

周最少运动3天（每次30分钟左右），才能获得运动带来的健康效益。运动的方式有快走、游泳、乒乓球、羽毛球、篮球、跳舞等。每2~3天进行1次肌肉力量锻炼，每次做8~10个动作，每个动作做3组，每组重复8~15次，如俯卧撑、深蹲等；每天进行伸展运动和柔韧性运动10~15分钟，如颈以及肩、肘、腕、髋、膝、踝各关节的屈曲和伸展活动，上、下肢肌肉的拉伸活动。将运动的时间列入每天的日程中，培养自己的运动意识和习惯，有计划地安排运动，循序渐进，逐渐增加运动量。原则上是量出为入，鼓励"会吃会动"，不能"少吃少动"，切忌"好吃懒动"。生命在于运动，身体活动了才吃得下，吃是为了更好地动，吃动平衡了身体才健康。

老年人的运动量应根据自己的体能和健康状况及时调整，量力而行，循序渐进。一般情况下，每天户外锻炼1或2次，每次30~60分钟，以轻度的有氧运动（如慢走、散步、打太极拳等）为主。身体素质较强者可适当提高运动的强度，选择快走、广场舞、各种球类等运动。活动的量均以轻微出汗为度，或每天活动折合至少6000步。

（3）**吃动平衡**：如何判断吃动平衡呢？体重变化是判断一段时间内能量平衡与否的最简便易行的指标。每个人可以根据自身体重的变化情况适当调整食物的摄入量和身体活动量。如果发现体重持续增加或减轻（若没有主动采取减重措施，与自身一段时间内的正常体重相比，体重在1个月内降低超过5%，或6个月内降低超过10%，或持续下降），则应重视，最好到医院进行详细检查。

温馨提示

家里准备一个电子秤，建议每周一次早晨空腹称体重。注意体重变化，随时调整吃与动的行为。

4. **您的饭量合适吗？**

一般而言，一个人一天的饭量（这里指进食量）是由能量需要量决定的，主观感觉上以自己餐前有饥饿感、餐后无饱胀感为宜，就是我们常说的吃七分饱。七分饱并不是把膳食指南中的2000 kcal改成1400 kcal。七分饱应当是因人而异的，类似这样的感觉：胃里还没觉得满，但对食物的热情已有所下降，主动进食的速度也明显变慢，但习惯性地还想多吃。可如果把食物撤走，换个话题，一般就不会再有想吃的欲望。要从自身感觉来衡量七分饱，则以每顿饭后没有饱胀感、精力充沛，到下一餐前有一点饥饿感或空腹感为佳。

儿童和青少年身体正处在生长发育旺盛的阶段，需要较多的能量，所以，摄入的能量应高于消耗的能量，贮存下来的能量和营养素供生长发育。一般来说，婴儿期过后，男孩摄入的能量就逐渐比女孩多，特别在10岁以后的青春期。所以，对正在长身体的儿童和青少年来说，还是以吃饱为好。但是，对于超重/肥胖的儿童，还是提倡吃七分饱。而且，由于儿童和青少年活泼好动，其肝脏中储存的糖原不多，胃容量小，而代谢率高，故很容易饥饿，应适当增加餐次。同时，培养他们不挑食、不偏食、合理吃零食的良好饮食习惯十分重要。

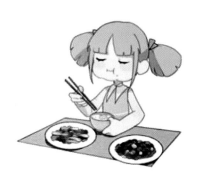

5. 怎样做到食不过量？

（1）**把握好吃饭的时间**：每餐时间相对固定，应避免太饿时吃饭而引起饱食中枢反应迟钝，进而导致摄入食物过快、过量。一般情况下，早餐安排在6:30~8:30，午餐安排在11:30~13:30，晚餐安排在18:00~20:00较为适宜。

（2）**吃饭时间不宜过短**：从开始吃饭经过20分钟后，大脑才会接收到吃饱的信号。如果吃饭太快，大脑还没得到"最新情报"，人就已经吃多了。中国营养学会2007年制定的膳食指南就曾建议"所用时间早餐以15~20分钟，午、晚餐以30分钟左右为宜"。

吃饭时间长一点，注意细嚼慢咽，以刺激消化液的分泌，帮助消化，减

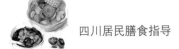

轻胃肠负担；使咀嚼肌和牙齿得到锻炼，增强咀嚼功能；同时可提高味觉感受，更好地享受食物的美味。

（3）每次少盛一点饭，每顿少吃一两口：体重增加或减少不会因为短时间的一两口饭而有大的变化，但日积月累，从量变到质变，就可以影响到体重的增减。如果能坚持每顿少吃一两口，对预防能量摄入过多而引起的超重/肥胖有重要作用。对于容易发胖的人，适当限制进食量，不要完全吃饱，更不能吃撑，最好在感觉还欠几口的时候就放下筷子。

（4）高能量食物少吃点，低能量食物适当多吃点：高能量食物有油炸油煎食物、蛋糕、巧克力等。低能量食物包括绝大多数蔬菜、水果。学会看食物标签上的营养成分表，了解食物的能量值，合理搭配食物，既要保持能量平衡，也要保持营养素平衡，以做到食不过量。

6. 何谓身体活动？如何掌握适宜的运动强度？

身体活动是指由骨骼肌收缩产生的机体能量消耗增加的活动。进行身体活动时，心跳和呼吸加快，循环血量增加，代谢和产热加速，这些反应是身体活动产生健康效益的生理基础。身体活动包括日常生活、工作、体育锻炼等各种消耗体力的活动，走路、骑自行车、打球、上下楼梯、做家务等都是身体活动的不同形式。体育锻炼是一种以健身为目的的主动身体活动，如跑步、游泳、打太极拳等。身体活动对健康的影响取决于活动的方

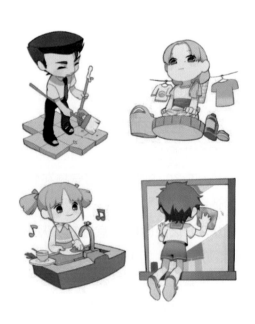

式、强度、时间、频率和总量。

为促进心、肺、肌肉和骨骼健康，增强身体平衡、协调能力，需要定期进行一定强度的运动。运动强度指身体在指定时间内承受的物理或体力负荷。每个人的体质不同，所能承受的运动负荷也不同，找到适合自己的活动强度和活动量，锻炼才会更加安全有效。中等强度的活动能更有效地促进健康，如快走、上楼、擦地等。运动强度可以用千步当量时间来判断，千步当量时间越短，运动强度越大。

千步当量：相当于以4 km/h的速度步行10分钟（约1千步）的活动量。
千步当量时间：某种活动完成1千步当量所需要的时间。常见活动的千步当量时间和身体活动强度见表2-2-1。

表2-2-1 常见活动的千步当量时间和身体活动强度

活动项目	千步当量时间（分钟）	身体活动强度	活动项目	千步当量时间（分钟）	身体活动强度
中速步行（5 km/h）	8	中	上下楼梯	6	中
骑自行车（12~16 km/h）	7	中	乒乓球	7	中
健身操	6	中	羽毛球	6	中
太极拳	8	中	篮球	4	中
瑜伽	7	中	排球	10	中
手洗衣服	9	中	保龄球	10	中
扫地、拖地板	8	中	网球（单打）	3	高
擦窗户	11	低	慢跑	3	高
做饭	13	低	跳绳（慢速）	3	高
洗碗	15	低	游泳（蛙泳）	2	极高

注：引自《中国居民膳食指南（科普版，2016）》。

一般健康人也可根据自己的感觉判断运动强度（见表2-2-2）。中等强度活动时，你会感觉到心跳和呼吸加快，用力但不吃力。也可以根据运动心率来判断运动强度，运动后即刻计数脉搏10秒，再乘以6即得出运动心率。中等强度的运动心率一般应达到"150-年龄（次/分钟）"，且不宜超过"170-年龄（次/分钟）"，体质较好者除外。如果你40岁，那么你的运动心率应控制在110~130次/分钟。对于老年人，这样的心率计算不一定适用，应根据自己的体质和运动中的感觉来确定强度。

表2-2-2　运动强度与自觉疲劳程度量表（RPE）

运动强度	相当于最大心率*百分数（%）	自觉疲劳程度
低强度	40 ~ 60	较轻
中强度	61 ~ 70	稍累
高强度	71 ~ 85	累
极高强度	> 85	很累

注：*"最大心率=220-年龄"。引自《中国居民膳食指南（2016）》。

身体活动量是决定健康效益的关键，建议成人的主动身体活动量最好相当于6000步/天，6000步可以一次走完，也可以分2或3次完成。快步走是一种很好的身体活动，不需要太多技术、设备，也相对安全，适合大多数人，而且还有许多健康益处。

7. **打麻将要注意什么？**

打麻将是四川人喜爱的一种休闲娱乐活动，可以训练集中注意力、消除疲劳，使身心的压力得到释放。但是如果一上牌桌就像"生"了根似的，时间长了则很可能会导致身体不适，尤其是连续通宵不眠地"缠战"对健康的危害更是非同小可。所以，打麻将要注意以下几点：

（1）不宜长时间打麻将，切忌打通宵：一般不要超过3~4小时，适可而止。长时间地打麻将往往不能保证平时的正常饮食，再加上缺乏全身活动，致使胃肠蠕动减弱，消化液分泌减少，于是出现食欲不振、恶心呕吐、胸闷腹胀、大便干结等症状。

（2）**打麻将时忌焦忌怒，一定要心平气和，不要为输赢斤斤计较**：精神长时间过度集中容易引起神经衰弱，产生头晕、耳鸣、记忆力减退和失眠等症状。打牌时由于精神处于紧张或兴奋状态，容易在赢钱时引发脑卒中、心肌梗死（对于高血压、心脑血管疾病患者来说），在输钱时导致心情抑郁。

（3）**减少久坐时间**：每隔1小时起来动一动，最好出去走一圈。

（4）**多喝水，不憋尿**：打麻将会消耗不少脑力和体力，中间记得多喝水，不憋尿。

（5）**适当补充能量**：中途吃点零食（如水果、坚果、酸奶等），适当补充能量和微量营养素。

（6）**室内打麻将不抽烟**：要注意室内空气质量，定时通风换气。

8. 长时间用电脑和手机的"低头族"该注意什么？

（1）**长时间低头用电脑和手机的危害**：①久坐不动，缺乏运动。长时间使用电脑或手机的"低头族"往往处于久坐不动的状态。久坐只消耗很少的能量，且身体各个部分都得不到活动，久而久之，就会因缺乏运动导致超重/肥胖等问题。②用眼过度，影响视力。长时间盯住屏幕的光点，会导致聚焦的眼部肌肉群过度使用而无法放松，造成电脑视力综合征，包括干眼、眼睛酸痛、头痛以及视力模糊等。如果身体缺乏维生素A，容易出现眼睛发干、有烧灼感、怕光、流泪等症状。③容易导致骨关节疾病。低头可能让颈椎承受多达45斤的重压，如果长期如此，不仅会压出颈纹，导致颈椎变形，还会导致颈椎病；长时间使用电脑或手机使手腕和手指过劳，导致腕隧道综合征、手指腱鞘炎等。④不利于心理健康。长期使用电子产品使人与人之间的沟通受到影响，人们开始漠视身边的事情，而对网上陌生人的帖子更感兴趣。这会让青少年形成不健全的人格，甚至出现严重的心理问题。⑤具有安

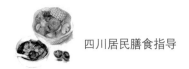

全隐患。马路上低头看手机极易发生意外情况，甚至威胁生命。

（2）"低头族"应注意：①避免久坐，增加户外活动。减少久坐的时间，每坐1小时起来活动一下，做做伸展运动或保健操。尽量减少看电子屏幕的时间，增加户外活动和社会交往活动。②注意补充维生素A。为了保护眼睛和视力，多吃富含维生素A、β-胡萝卜素的食物，如动物肝脏、鱼肝油、全脂奶、蛋黄、深色蔬菜和水果（如西兰花、胡萝卜、芒果、西红柿等）。③避免长时间低头。最好每低头工作或看手机半小时左右改变一下体位，也可以将电脑桌面制成斜面或抬高写字台（比普通写字台高2 cm），以免工作时颈椎过度前屈。④减少视觉疲劳。每看屏幕20分钟就望远处（距离至少30厘米远的地方）至少20秒，让眼睛休息。⑤注意安全。步行或驾车时切勿玩手机。

9. 户外活动有什么好处？

户外活动是一种有益的身体活动方式，在运动的同时沐浴阳光和新鲜空气，可以根据自身身体情况、可利用的活动场地和设施等条件安排。户外活动对健康的益处良多。

（1）**促进人体新陈代谢，增强体质，改善健康状况**：户外运动可以增进心肺功能，提高代谢率，改善耐力和体能；提高骨密度，预防骨质疏松；增加能量消耗，减少体内脂肪蓄积，有利于控制体重；降低血脂、血压和血糖水平，从而降低肥胖、心血管疾病、2型糖尿病等慢性病的发病风险。

（2）**促进人体内维生素D的合成**：维生素D是一类重要的脂溶性维生素，参与维持体内钙磷代谢和调节许多重要器官的细胞代谢或分化。人体维生素D的来源有两个：一是食物来源，一般食物中含维生素D很少，鱼肝油中含量相对较高；二是由储存于人体皮下的胆固醇的衍生物（7-脱氢胆固醇）在紫外线照射下转变成维生素D，此来源的维生素D占人体需要量的绝大部分。增加户外活动可以增加阳光照射，从而促进体内维生素D的合成，预防维生素D缺乏。

（3）让人心情愉快：户外活动可以使人与美丽的大自然接触，逐渐消除学习和工作中的持续性大脑紧张，给人一种如释重负的感觉，有利于调节心理平衡，减轻压力，缓解焦虑，改善睡眠。

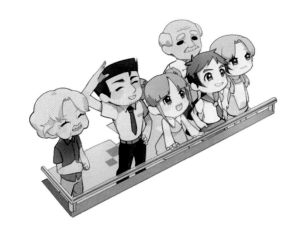

（4）改善近视：增加户外活动时间对青少年型近视眼有比较明确的预防作用。户外活动时，人们一般不会太多地近距离用眼，而是更多地眺望远方和运动，使眼球得到放松，这恰恰是保护视力最好的方法。户外高强度的光照水平导致视网膜多巴胺的合成和释放增多，这对控制眼轴增长起重要作用。户外活动每天累积达到2个小时或者每周累积达到10个小时，即可起到预防近视的作用。

（5）增强社交：户外活动中，人们可以通过朋友之间的交集认识更多新的朋友，交流更多的生活心得和工作经验，开阔眼界。

10. 运动中如何避免损伤，保证安全？

为了避免运动中可能发生的危险，应该学会科学运动，避免运动损伤。

（1）选择适合运动的鞋子和衣服：这样可以避免运动过程中因为选鞋不当造成脚部疼痛。

（2）运动前后注意：运动前做好充分的准备活动，防止肌肉在运动中拉伤；运动后不要立即停止活动，应逐渐放松。

（3）熟练地掌握动作技术：要尽量避免用力过猛和有危险的动作，确保自身安全。

（4）要学会自我保护：自我保护由自我保护意识和自我保护能力构

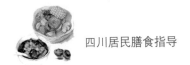

成。在运动中加强自我保护对于预防运动损伤起到积极的作用，只有在建立了自我保护意识和具备了自我保护能力的基础上才能最大限度地预防运动损伤。运动过程中如果感到身体不适，应立即停止运动。

（5）注意运动负荷的控制：运动中要调整好运动量与运动强度的关系，要遵循适量原则，特别是要控制好身体局部练习的运动负荷，以免产生不必要的损伤。身体活动量的调整应循序渐进，逐渐增加活动量，如每两周增加一定的活动量。肌肉力量锻炼避免阻力负荷过重，应隔天进行。在消耗相同能量的情况下，不同的运动模式中糖与脂肪参与供能的比例是不同的。在中低强度、长时间的运动中，脂肪参与供能的比例更高，同时这种运动模式也更加安全，可以避免一些运动损伤。

（6）运动要求：运动场地要平坦，尽量避开高温或寒冷的天气，特别是寒冷有风的天气，注意勤饮水，补充水分。不要在饥饿时或饱餐后马上运动。

老年人应该寻找适合自己的运动方式，既要达到锻炼身体的目的，也要注意安全，避免跌倒。太极拳被证明是一种有效的、跌倒风险低的运动。冠心病、糖尿病、高血压、骨质疏松、骨关节病等的患者参加锻炼之前应咨询医生，需要由专业人员针对具体情况制订个体化的健身指导方案，即运动处方。

11. 少阳光地区的居民要注意什么？

四川省许多地区日照相对较少，古有"蜀中天无三日晴""蜀犬吠日"之说，可以看出太阳对四川盆地的人民来说十分珍贵。四川省年平均日照时间仅为1137小时，平均每天日照只有3小时左右，并且秋冬季出太阳的时间明显少于春夏季。成都市处于四川盆地，是紫外线强度较弱的地方之一。对于少阳光的当地居民（尤其是婴儿、儿童）来说，应该多接触阳光，特别是在冬季。紫外线（波长290~300 nm）参与人体内维生素D的合成。晒太阳或日光浴可防止维生素D缺乏，促进体内钙、磷的吸收和代谢。维生素D产生量的多少与年龄、季节、紫外线强度、暴露皮肤的面积大小和时间长短有关。一般情况下，对于正常饮食的人群来说，暴露于日光下的手臂和面部的皮肤每天接受光照20~30分钟，所合成的维生素D便已经能满足机体需要。

冬天穿的衣服较多或经常使用防晒霜、粉底液的人，容易缺乏维生素D。防晒霜、防护美容液、粉底液等产品一般都具有防晒作用，会减少体内维生素D的合成，影响人体对钙、磷的吸收，久而久之，就会增加骨质疏松的风险。所以这类人更要注意补充维生素D，注意摄取鸡蛋、强化维生素D的牛奶、海鱼、菌藻类等富含维生素D的食物。

晒太阳也要掌握正确的方法。①合适的场地：尽量选择在户外晒太阳。②合适的时间：鼓励在春、夏、秋季的早晨或下午多接触阳光，使维生素D的合成满足身体需要。夏天太阳光紫外线强，最好在早上六点到十点或者下午四、五点来晒太阳，避免晒伤。③充分暴露身体部位：尽量让身体的各个部位都能够均匀地接触到阳光，如面部、手部、背部、脚部等。

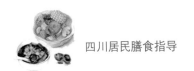

核心推荐三　多吃蔬果、奶类、大豆及其制品

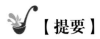【提要】

　　新鲜蔬菜和水果、奶类、大豆及其制品是平衡膳食的重要组成部分，坚果是膳食的有益补充。

　　新鲜蔬菜和水果水分多、能量低，能为人体提供丰富的维生素、矿物质、膳食纤维和植物化学物，对于满足人体微量营养素的需要、保持人体肠道正常功能，以及降低慢性病的发生风险等具有重要作用。蔬菜和水果的营养特点有很多相似之处，但它们却是不能相互替代的两类食物。

　　蔬菜和水果的品种很多，我们在选择的时候尽量选择深色蔬菜和水果，因为深色蔬菜和水果的营养价值常常比浅色的高。一般深色蔬菜的 β-胡萝卜素、维生素B$_2$和维生素C含量均较高，且含有更多的植物化学物。建议餐餐吃蔬菜，天天吃水果。推荐成人每天摄入蔬菜300~500 g、水果200~350 g，其中深色蔬菜和水果占一半。

　　奶类含丰富的优质蛋白质和B族维生素，含钙量较高，是首选的补钙食物。适量增加奶类的摄入有利于儿童和青少年的生长发育，促进成人骨骼健康。大豆及其制品也富含优质蛋白质、必需脂肪酸、B族维生素、维生素E和钙、钾等营养素，且含磷脂、低聚糖，以及异黄酮、植物固醇等多种植物化学物。多吃大豆及其制品可以降低乳腺癌和骨质疏松的发病风险。坚果富含脂类和多不饱和脂肪酸、蛋白质。这三类食物营养非常丰富，建议每天喝牛奶，常吃大豆和坚果。推荐每天饮奶300 g或食用相当量的奶制品，每周摄入大豆105~175 g、坚果50~70 g（只计算果仁部分）。

经过发酵的酸奶和豆制品不仅风味独特，还含有丰富的益生菌，对人体健康益处良多，建议经常食用。

 【关键推荐】

◎ 餐餐有蔬菜和水果，每天摄入蔬菜300~500 g、水果200~350 g，深色占一半。

◎ 每天吃液态奶和酸奶等奶制品共300 g。

◎ 经常吃大豆及其制品，适量吃坚果。

◎ 水果不能代替蔬菜，果汁不能代替水果，豆浆不能代替牛奶。

◎ 吃适量发酵食品。

 【解读】

1. 为什么要强调天天吃蔬菜、水果及其制品？

新鲜蔬菜一般含水量为65%~95%，富含维生素、矿物质和膳食纤维（如纤维素、半纤维素和果胶等），是β–胡萝卜素、维生素C、叶酸、钙、镁和钾的良好来源。多数新鲜水果含水量为85%~90%，富含维生素C、钾、镁和膳食纤维。蔬菜和水果中还含有各种植物化学物、有机酸、芳香物质和色素等成分，能够增进食欲，帮助消化，促进人体健康。蔬菜和水果种类繁多，为食物多样化提供了选择基础。食物与人体健康关系的研究发现，蔬菜和水果摄入不足，是世界各国居民死亡前十大高危因素之一。摄入蔬菜和水果不仅能降低脑卒中和冠心病的发病风险及心血管疾病的死亡风险，还可以降低胃肠癌症、糖尿病等的发病风险。

近年来，我国居民蔬菜摄入量逐渐下降，水果摄入量有所增加，但仍处于较低水平。2010—2012年中国居民营养与健康状况监测结果显示，我国

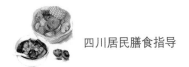

城乡居民平均每标准人日蔬菜和水果的摄入量分别为269.7 g和40.7 g。四川居民营养与健康状况监测结果显示，四川省城乡居民平均每标准人日蔬菜和水果的摄入量分别为265.7 g和16.6 g，均未达到中国居民膳食指南的推荐标准，尤其是水果摄入太少。

2. 如何合理选择蔬菜和水果？

（1）餐餐有蔬菜，深色要过半：日常膳食要讲究荤素搭配，保证餐餐有蔬菜，建议成人保证每天摄入300~500 g的蔬菜。对于三口之家来说，一般每天需要购买1~1.5 kg新鲜蔬菜，并分配在一日三餐中。中、晚餐每餐至少有两个蔬菜的菜品。在食堂就餐，选择的蔬菜也应占全部食物的一半。

深色蔬菜指深绿色、红色、橘红色和紫红色蔬菜，其具有明显的营养优势。每天深色蔬菜应占到蔬菜总摄入量的一半以上。

肥胖者吃土豆、芋头、山药、南瓜、百合、莲藕等碳水化合物含量较高的蔬菜时，要注意减少主食量，以免能量摄入过多。

（2）天天吃水果，果汁不能替代鲜果：建议成人保证每天摄入200~350 g的水果，选择多种多样的时令鲜果，每天1~2个。选择新鲜应季的水果，变换购买种类，把水果放在容易看到和方便拿到的地方，这样随时可以吃到。有小孩的家庭特别要注意培养孩子吃水果的习惯。

两餐之间将水果作为零食食用，既能补充水分，又能获取丰富的营养素，获得健康效益。餐前吃水果，有利于控制进餐总量，避免过饱，适合于需要控制体重的成人。

由于新鲜水果一般难以长期保存，携带和摄入比较麻烦，因此人们发明了各种水果加工制品，以延长保质期和方便食用。常见的市售水果制品有果汁、水果罐头、果脯、干果等。这些水果制品不仅失去了新鲜水果的自然香味等天然特征，而且维生素等营养素流失较多，所以不能代替新鲜水果。经常食用市售果汁对儿童健康不利，除了糖分摄入过多容易引起肥胖和龋齿外，还会导致儿童不喜欢口味清淡而富含营养素的食物，形成偏食、挑食的坏习惯。

　　鲜榨天然果汁营养美味、饮用方便，受到很多人青睐。在家自制时，要注意选用新鲜水果，尽量果肉同食，一次喝完，还要特别注意容器和榨汁机的清洁卫生。

　　产妇和喜热食者可采取下面的方式吃水果：从冰箱取出水果放至室温后食用，或将水果加热、烹调后食用。

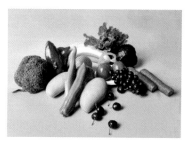

　　水果中通常含有较多的糖，包括果糖、葡萄糖和蔗糖。因此，肥胖者和糖尿病患者要选择含糖量较低的水果（如草莓、苹果、梨、桃、柑、柚、橙等），少吃含糖量高的水果（如香蕉、荔枝、桂圆等），如果摄入此类水果过多，则要少吃主食。

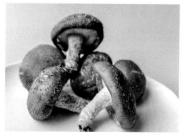

　　（3）合理选择蔬菜和水果。①多种搭配：蔬菜和水果品种很多，不同蔬菜和水果的营养价值相差很大，选择多种多样的蔬菜和水果搭配，有利于健康。尽量每天吃3种以上蔬菜、2种以上水果。②选择应季新鲜的蔬菜和水果：自然成熟的应季新鲜的蔬菜和水果颜色鲜艳、原汁原味、含水量高、营养素保留完全，其未经任何加工处理，既安全又健康，价格还低廉。③除强调每天吃深色蔬菜和水果，还要注意常吃十字花科蔬菜和菌藻类食物。④少吃腌菜、酱菜：这类菜含盐较多，维生素损失较多。⑤不宜久放：蔬

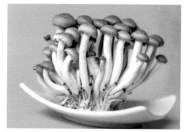

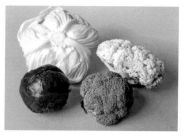

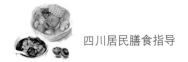

和水果放置时间过长，不但水分丢失，口感也不好，尤其是蔬菜最好当天购买当天吃。⑥不吃腐烂的蔬菜和水果：蔬菜腐烂时，其亚硝酸盐含量增加，食用后可能导致食物中毒。腐烂的蔬菜和水果通常含有有害微生物或有毒成分，它们会不断从腐烂部分通过汁液向未腐烂部分渗透、扩散。因此不要误认为挖掉了腐烂部分的蔬菜和水果还可以食用。

3. 如何合理烹调蔬菜？

蔬菜的营养素含量受到烹调加工方法的影响，因此要根据蔬菜特点来选择适宜的加工处理和烹调方法，尽可能地保留其营养成分。

（1）**先洗后切**：尽量用流水冲洗蔬菜，不要在水中长时间浸泡。切后再洗会使蔬菜中的水溶性维生素和矿物质从切口处流失过多。洗净后尽快加工处理、食用，最大限度地保证营养素的摄入。

（2）**急火快炒**：缩短蔬菜的加热时间，减少营养素的损失。但是有些豆类蔬菜如四季豆就需要充分加热，以破坏天然毒素。

（3）**水开下菜**：水溶性维生素（如维生素C、B族维生素）对热敏感，因此掌握适宜的温度，水开后蔬菜再下锅更能保持营养。叶类蔬菜焯熟即可凉拌食用。

（4）**做好即食**：已经烹调好的蔬菜应尽快食用，连汤带菜吃；现做现吃，避免反复加热。因为维生素会随储存时间延长而丢失，而且细菌的繁殖会大大增加亚硝酸盐含量。

（5）**生吃蔬菜**：适合生吃的蔬菜（如西红柿、黄瓜、生菜、洋葱等）可在洗净后直接食用。这种吃法既保持了蔬菜的原汁原味，又能给身体带来健康。

4. 如何清洗蔬菜和水果？

由于环境污染、施用化肥和农药等原因，蔬菜和水果在种植过程中可能受到细菌、寄生虫及虫卵、重金属、农药等各种有害物质的污染，因此，蔬菜和水果在食用前应彻底清洗，以确保食品安全卫生。清洗蔬菜和水果最简便有效的方法是流水冲洗。原则：分类清洗，不要相互污染；尽可能减少损伤，尽量减少浸泡时间，以防止营养素丢失。不同种类的蔬菜和水果，其清洗方法不同，具体介绍如下：

（1）**叶菜类**：如大白菜、卷心菜、莲花白等，先用流水清洗整棵菜的表面，再拨下外面几层菜叶逐一清洗，最后和内部菜叶一起清洗，切忌不分内外、切开浸泡清洗；清洗小叶菜类如小白菜、菠菜等，可先用流水冲洗根部，再把菜叶掰开，用竖直流水冲洗。

（2）**瓜果、根茎类**：苦瓜、小黄瓜、萝卜、土豆等表面坑洼不平处，以及西红柿、青椒蒂凹陷处往往是藏污纳垢，沉积农药、泥土的地方，可用软毛刷在流水下刷洗或用棉纱布搓洗。

（3）**水果类**：①去皮吃的水果，如芒果、荔枝、龙眼、西瓜等，应先用流水清洗果皮表面，表面凹凸不平的，可以用软毛刷轻刷，然后再削皮或切片食用，以免果皮附着的有害物质污染果肉；②可带皮吃的水果，如苹果、梨、桃、杏等，清洗时可在水果表皮过水浸湿后，放少许盐，然后双手握着来回轻轻揉搓，再用流水冲洗干净，最后去除蒂头与根部，洗净；③颗粒小而多的水果，如葡萄，可先将葡萄剪成小串放入筛盆中用流水洗净；④皮薄、极易受损伤的水果，如樱桃、草莓、杨梅和桑葚，可先用流水冲洗，再将水果浸入水中来回筛洗，最后再用清水冲洗干净。

5. 为什么要强调天天吃奶类、大豆及其制品？

奶类是一种营养成分丰富、组成比例适宜、易消化吸收、营养价值高的天然食品。奶类富含钙，是优质蛋白质和B族维生素的良好来源。奶类中含的钙是膳食中最容易被吸收的。奶类（包括奶制品）品种繁多，液态奶、酸奶、奶酪和奶粉等都可选用。

大豆含有丰富的优质蛋白质（22%~37%），富含谷类蛋白质缺乏的赖氨酸，与谷类食物一起食用可以充分发挥蛋白质互补作用，提高蛋白质的营养价值。大豆中脂肪含量为15%~20%，其中不饱和脂肪酸占85%，亚

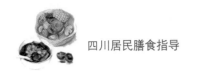

油酸高达50%，且富含磷脂类（大豆卵磷脂）。大豆中碳水化合物含量为30%~37%，其中近半是不溶性膳食纤维。大豆还富含钾、钙等矿物质和B族维生素、维生素E等。另外，大豆还含有多种有益于健康的植物化学物，如大豆异黄酮、植物固醇、大豆皂苷等。

坚果富含脂肪和蛋白质，是一种高能量的食物，还含有丰富的矿物质、维生素E和B族维生素。坚果中不饱和脂肪酸含量较高，适量食用有助于预防心血管疾病。

奶类和大豆类食物在改善城乡居民营养，特别是提高贫困地区居民的营养状况方面具有重要作用。我国居民长期钙摄入不足，鼓励奶类摄入可大大提高其对钙的摄入量，有利于儿童和青少年的生长发育，促进成人骨健康。多吃大豆及其制品可以降低乳腺癌和骨质疏松的发生风险。在各国膳食指南中，蔬菜和水果、奶豆类食物都是优先推荐摄入的食物种类。

2010—2012年中国居民营养与健康状况监测结果显示，我国城乡居民平均每标准人日奶类及其制品的摄入量为24.7 g，大豆类及其制品的摄入量为10.9 g。四川居民营养与健康状况监测结果显示，城乡居民平均每标准人日奶类及其制品、大豆类及坚果的摄入量分别为29.8 g和11.7 g，均未达到《中国居民膳食指南（2016）》的推荐标准，其中奶类摄入量远不及推荐量（推荐300 g）。

因此，建议多吃奶类、大豆类及其制品，提倡每天喝牛奶，常吃大豆和坚果。多吃通常指每天必须吃或倡导比以前量多的意思。常吃通常指周摄入频率为3~5次。

6. 如何选用牛奶及其制品？

（1）种类：奶及奶制品包括纯牛奶、酸奶、调制乳、奶粉、奶酪和其他奶制品。

1）纯牛奶：可以分为巴氏奶和灭菌乳。市场上需要冷藏的原味牛奶叫作巴氏奶，一般称作"鲜奶"。巴氏消毒法的加热温度较低，基本不影响牛奶的口感。灭菌乳由于加热的温度较高，牛奶的口感稍有改变，这类产品在包装上写的通常是"纯牛奶"。灭菌乳不需要冷藏保存，也称为常温奶。

2）酸奶：酸奶经过乳酸菌发酵，乳糖、蛋白质、脂肪部分分解，更容易被人体吸收。酸奶还有丰富的益生菌，对人体健康益处良多。酸奶经过发酵，乳糖部分分解产生乳酸，可促进胃肠蠕动，同时可提高钙、磷等矿物质的吸收率。有些人喝牛奶后会胀气，甚至会拉肚子，那是因为缺乏乳糖酶，不能消化牛奶里面的乳糖，医学上叫作乳糖不耐受，喝酸奶就可以避免这个问题。传统的酸奶是要低温保存的，不然乳酸菌会过度生长，导致酸奶变质。近年来，市面上出现了常温保存的酸奶，原理和常温奶相似，通过热处理，乳酸菌已经灭活，不会继续发酵。

3）调制乳：以不低于80％的牛奶为主要原料，添加了糖和其他配料，如麦精、巧克力、可可粉、果汁、谷物、香精、增稠剂、可溶性膳食纤维（如聚葡萄糖和菊糖）等。常见的品种有早餐奶、香蕉奶等。

4）奶粉：奶粉是生牛乳干燥、加工制成的粉状产品，在加工过程中会损失部分对热敏感的营养素，但保留了人们最重视的蛋白质和钙。加入其他配料可制成调制奶粉，例如添加营养强化剂制成孕妇奶粉、中老年人奶粉等。奶粉体积小，方便携带和存放。冲调时要按标签上的比例加水，才能保证浓度和牛奶相当。

5）奶酪：奶酪是一类固体的奶制品，通常也叫干酪、芝士、奶片。由于水分减少，奶酪的蛋白质含量比牛奶高，一片10 g左右的奶酪就相当于100 g的鲜奶。乳糖不耐受的人也可以吃奶酪，因为奶酪里的乳糖已经部分分解。

6）其他乳制品：炼乳、奶油和冰激凌等。炼乳是一种浓缩的奶制品，有甜炼乳和淡炼乳之分。甜炼乳糖比较多，淡炼乳则脂肪比例高，奶油几乎全是脂肪，不能经常摄入这些食物，可以作为点缀用来制作饮品、糕点等。冰激凌也是牛奶制品，正宗的冰激凌的主要成分就是牛奶，不过除了牛奶还要加很多的糖和奶油，也不能摄入太多。

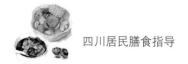
（2）选用技巧。

1）奶制品推荐摄入量：推荐每人每天饮用300 g牛奶或者相当量的奶制品。

2）奶和奶制品摄入量换算：一般以鲜奶计，100 g的鲜奶约相当于100 g酸奶、125 g调制乳、12.5 g奶粉、10 g奶酪，它们的蛋白质含量基本相当。

3）奶制品食用方法：要达到每天摄入300 g奶或奶制品，其实并不难。我们可以分两次或者三次，早餐饮用牛奶一杯（200～250 ml），在午饭或下午休息时加一杯酸奶（100～125 ml）即可。儿童可以在早餐食用奶酪2～3片，课间饮一瓶牛奶或酸奶。超重/肥胖者宜选用脱脂奶或低脂奶。乳糖不耐受的人可选择酸奶、奶酪、低乳糖牛奶等。

4）乳品多样化：食物多样化也包括乳品多样化。可根据具体情况，选择多种奶及奶制品进行搭配。市场上常见的鲜奶、酸奶等都可以食用；交通不发达的地区可以选择奶粉冲调饮用；在草原、山区等地，奶酪、奶皮等都是不错的选择；饮用奶茶应注意不要加太多糖。

5）注意区分乳制品和乳饮料：市场上还有"乳饮料"或者"牛奶饮品"，这类食品主要含水分，蛋白质含量约为牛奶的1/3，而额外添加的糖是牛奶的2～3倍，所以要注意别把乳饮料当成牛乳来喝。

7. 四川藏族地区出产的牦牛奶有什么特点？

牦牛是青藏高原特有的牛种，主要分布在西藏、青海、四川西部、甘肃西北部和新疆南部等地。四川牦牛终年半野生放牧于海拔3500~4500 m的青藏高原地区和原生态草场，千百年来按照物竞天择、适者生存的方式繁衍，高原严酷的高寒、强辐射、缺氧、低压环境淘汰了弱者，生存下来的牦牛则是天然优选的强者。牦牛具有超强的免疫力和抗缺氧、抗疲劳、抗辐射能力，体格强健，适应能力强，极少生病。这些特质代代传递下来。

与普通牛奶相比，牦牛奶的蛋白质、脂肪、乳糖、矿物质、维生素等营养物质含量均较高，是天然的浓缩奶。牦牛奶蛋白质含量为4.9%~5.3%，高于普通牛奶（3%），其氨基酸含量也较高，尤其是人体必需的亮氨酸和赖氨酸含量明显高于普通牛奶。牦牛奶

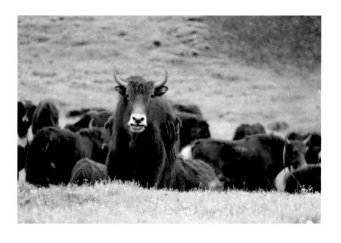

含有普通牛奶不具备的二十碳五烯酸（EPA）和二十二碳六烯酸（DHA）等n-3多不饱和脂肪酸，其维生素A和维生素B_2的含量分别是普通牛奶的1.7倍和1.3倍，维生素D含量也高于普通牛奶。牦牛奶钙含量较高，钙磷比为1.5：1，锌含量是普通牛奶的1.6倍，钠含量比普通牛奶低25%。值得一提的是，牦牛奶中共轭亚油酸含量高于普通牛奶，共轭亚油酸在提高机体免疫力和抗氧化能力等方面有积极作用。牦牛奶还含有丰富的免疫物质，长期喝牦牛奶可以提高机体免疫力。

8. 如何选购大豆、坚果及其制品？

大豆、坚果及其制品营养丰富且具有多种健康效益，适量食用有益健康。那么，这类食品该怎么吃呢？

（1）要"量化"： 一般人群每天要吃大豆和坚果25~35 g。大豆包括黄豆、青大豆和黑大豆。常见的大豆制品有豆腐、豆腐干、素鸡等。这些豆制品之间可以按其蛋白质含量与大豆进行互换，见图2-3-1。

大豆制品是很好的肉类替代品，素食人群可增加其摄入量。建议全素食者每天吃大豆及其制品50~80 g、坚果20~30 g。"三高"人群也可参照此量多吃大豆及其制品，减少肉类的摄入量。

坚果属于高能量食物，含有多种有益脂肪酸和营养素。常见的坚果主要

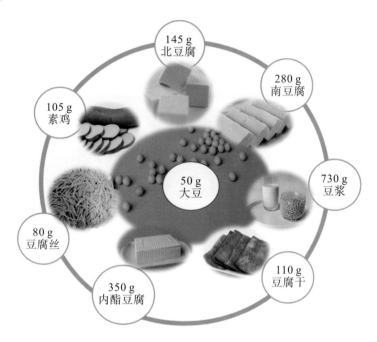

图2-3-1　豆类食物互换图（按蛋白质含量）

有核桃、花生、葵瓜子、开心果、腰果、杏仁、扁桃仁、松子、榛子、南瓜子等。适量摄入坚果有利于心脏的健康。

　　然而，再好的东西也需适量食用，建议成人每人每周食用105～175 g大豆、50～70 g坚果（只计算果仁部分）。不同人群大豆及坚果建议摄入量见表2-3-1。

表2-3-1　不同人群大豆及坚果建议摄入量

食物类别	一周用量	幼儿（岁）		儿童和青少年（岁）			成人（岁）	
		2～	4～	7～	11～	14～	18～	65～
大豆	克	35～105	105	105	105	105～175	105～175	105
	份	1.5～4	4	4	4	4～7	4～7	4
坚果	克	—	—	50～70（5～7份）				

注：该表引自《中国居民膳食指南（2016）》。

（2）学会看懂食品标签及营养成分表：一般预包装食品上有食品名称、净含量、配料表、生产日期和保质期、营养成分表、生产厂家等信息。看懂食品的营养标签及营养成分表可以帮助我们选择适合自己的食物，避免常见的选购误区。下面通过两个实例来说明选购坚果的方法。

1）杏仁粉 = 杏仁磨成的粉？

说到杏仁粉，大家一定认为就是杏仁磨成的粉吧？如果稍微仔细看看图2-3-2中的配料表，不难发现左图的配料是杏仁，右图的配料包括杏仁、大米、麦芽糖精。正因为它们的配料不同，其营养成分差别也很大。因为杏仁中混合有大米、麦芽糖

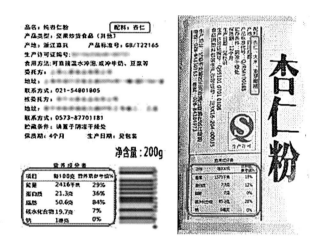

图2-3-2 杏仁粉食物成分

精，所以其蛋白质、脂肪含量就相对较低，而碳水化合物含量相对较高。大家在购买此类食品时，要看清配料及营养成分表，选择自己最需要的食品。

2）选择原味坚果还是盐焗坚果？

坚果最好选原味的。盐焗坚果在加工过程中通常会加入较多的盐、糖或油脂，选购时应注意阅读食品标签和营养成分表，尽量少吃这类坚果。

我们以食品中的钠含量为例，仔细为大家讲讲该如何区分。购买坚果时，要看清食物名称，是原味坚果还是盐焗坚果。除了看食品标签，还要关注营养成分表。在图2-3-3中我们可以看到，左图原味坚果营养成分表里的钠含量为0 mg，而右图盐焗坚果的钠含量为174 mg。钠含量这项指标对于高血压、糖尿病等慢性病患者具有非常重要的指导意义。人们应培养良好的饮食习惯，合理选用零食。

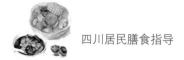

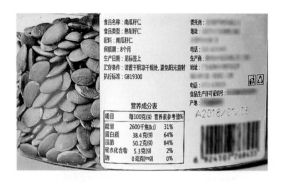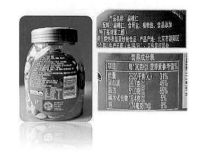

图2-3-3　原味坚果和盐焗坚果食物成分

（3）食用方法：现在很多爱美女性非常注重自己的身材，从而选择素食。豆制品是很好的肉类替代品，是素食人群最主要的蛋白质来源。

我国大豆制品有上百种，为保证豆制品的摄入量，每周可选择豆腐、豆腐干、豆腐丝等制品轮换食用，如早餐安排豆腐脑和豆浆，午餐、晚餐可以使用豆腐、豆腐丝（干）等做菜，既可变换口味，又能满足营养需求。自制豆芽和豆浆也是不错的方法。家庭泡发的大豆和豆芽既可做菜，也可与饭一起烹饪，提高蛋白质的利用率。

坚果可以作为零食食用。在两餐之间补充坚果类食品，既可丰富食物种类，又可补充营养。坚果也可以烹饪入菜，即作为烹饪的辅料加入正餐中，如西芹腰果、腰果虾仁等。坚果还可与大豆、杂粮等一起做成五谷杂粮粥，和主食类食物搭配食用。

9. 如何选择发酵食品？

发酵食品是指人们利用有益微生物加工制造的一类食品，通常有以下5类：①酒精饮料，如黄酒、果酒、啤酒、醪糟等；②乳制品，如酸奶、酸性奶油、奶酪等；③豆制品，如豆腐乳等；④发酵蔬菜，如泡菜、酸菜等；⑤调味品，如醋、黄酱、酱油等。发酵食品具有独特的风味，其中发酵豆制品和酸奶还具有较高的营养价值，应注意选择食用。

（1）发酵豆制品：发酵豆制品是以大豆或其他豆类（如蚕豆）为原

料，经微生物发酵而成的豆制品。四川常见的发酵豆制品有豆腐乳、豆豉、臭豆腐、酱油、豆瓣酱等。豆制品发酵后蛋白质部分分解，较易被人体消化吸收。发酵豆制品在制作过程中由于微生物生长繁殖，可合成少量的维生素B_{12}。维生素B_{12}的含量与微生物的品种和环境有关。

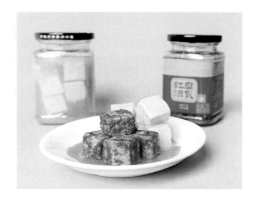

大豆有"植物肉"的美誉，是素食人群最主要的蛋白质来源，因此素食者应比一般人群增加大豆及其制品的摄入量，并适当选用发酵豆制品。建议全素人群每天选用5~10 g发酵豆制品。通常，人们会在制作发酵豆制品的过程中加入大量盐，因此食用发酵豆制品时应注意控制全天食盐的摄入量。

（2）酸奶：酸奶属于发酵奶制品，由鲜奶经乳酸杆菌发酵而成。经过发酵后，除乳糖分解形成乳酸，其他营养成分基本没有变化，且更易被人体消化吸收。酸奶中的益生菌还能增加B族维生素的含量。分析酸奶与健康关系的证据显示，食用酸奶可改善乳糖不耐受、便秘的症状，提高幽门螺杆菌的根除率，故酸奶更适宜乳糖不耐受者、消化不良者、老年人和儿童等食用。

（3）泡菜：四川泡菜属于发酵泡菜，是四川传统特色菜肴之一。2010年，四川泡菜成功申报为国家地理标志保护产品。发酵泡菜是将蔬菜和水果等用特制盐水浸泡而成的一种发酵蔬菜制品（最简便、最经济的蔬菜加工储存方式之一）。四川泡菜味道咸酸，口感脆生，色泽鲜亮，香味扑鼻，能开胃去腻，深受当地居民喜爱，常被作为调料菜和下饭菜食用。但在制作泡菜的过程中会使用大量食盐，导致蔬菜中维生素的损失。因此，从营养角度来说，泡菜应适当少吃，更不能代替新鲜蔬菜。有研究显示，四川泡菜的盐度平均值为7.02 g/100 g，因此，在烹调减盐的前提下，可以少量吃一点泡菜作为开胃食品。建议每人每天泡菜的食用量不超过25 g，如果食用低盐泡菜（盐度≤4%），则不应超过50 g。

泡菜在腌制过程中可能产生亚硝酸盐，主要由细菌将食物中的硝酸盐转

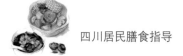

四川居民膳食指导

变而成。邹华军等的研究显示，传统泡菜在发酵7~8天时，亚硝酸盐含量达到高峰，再过两天后又会迅速下降，故一般传统泡菜在发酵10天以后食用较为安全。四川居民喜爱的"洗澡泡菜"（蔬菜在盐水里泡制数小时或过夜即食用）也比较安全。

泡菜加工时严格隔绝氧气和添加大蒜可减少有害物质产生，优化发酵菌种和工艺也可降低有害物质产生的风险。研究表明，乳酸菌剂发酵的泡菜，其亚硝酸盐出现较早且水平较低，可缩短泡菜制作时间，提高安全性。

酸奶和泡菜的制作方法见本书"第三部分平衡膳食实践"。

⑩ 为什么不同类食物不能相互替代？

按照营养特点，食物可分为谷薯类、蔬菜和水果类、肉/鱼/蛋类、奶/大豆类和油盐类五类。不同类食物中的营养素及其他膳食成分的种类和含量不同，不能相互替代。只有多种食物组成的膳食才能满足人体对能量和各种营养素的需要。

同一类中不同亚类的食物，营养特点也不相同，不能相互替代。比如蔬菜和水果，尽管蔬菜和水果在营养成分和健康效应方面有很多相似之处，但它们是不同种类的食物，其营养价值各有特点。蔬菜品种远多于水果，而且蔬菜（尤其是深色蔬菜）的维生素、矿物质、膳食纤维和植物化学物的含量大多高于水果，因此水果不能代替蔬菜。在膳食中，水果可作为蔬菜摄入不足的补充。水果的碳水化合物、有机酸、芳香物质比新鲜蔬菜多，且水果食用前不用加热，其营养成分不受烹调因素影响，因此蔬菜也不能代替水果。

豆浆和牛奶也不能相互替代。豆浆和牛奶是不同种类的食物，豆浆中蛋白质含量与牛奶相当，易于消化吸收，其饱和脂肪酸、碳水化合物含量低于牛奶，不含胆固醇，且含有多种有益健康的植物化学物，适合老年人及心血管疾病患者饮用。但豆浆中钙的含量远低于牛奶，锌、硒、维生素A、维生素B_2含量也比牛奶低。它们在营养上各有特点，不同人群可根据需要选用。

尽量选择原汁原味的天然食物。比如，新鲜水果的营养素和活性成分的种类和含量远高于水果制品，尽管水果制品方便好吃，但不宜经常食用和代替新鲜水果。

核心推荐四 适量吃鱼、禽、蛋、瘦肉，少吃烧烤

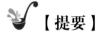 【提要】

　　鱼、禽、蛋和瘦肉等动物性食物富含优质蛋白质、脂类、维生素A、B族维生素、铁、锌等营养素，是平衡膳食的重要组成部分。但是，畜肉类的饱和脂肪含量相对较高，摄入过多可增加肥胖、心血管疾病的发生风险，因此其摄入量不宜过多，应当适量摄入。

　　鱼类的脂肪含有较多的不饱和脂肪酸，对预防血脂异常和心血管疾病等有一定作用，可首选。禽类的脂肪含量相对较低，其脂肪酸组成优于畜类，应先于畜肉选择。蛋类是我国居民优质蛋白质和微量营养素的重要来源，蛋黄的营养价值远高于蛋清，还富含磷脂和胆碱。肥的畜肉脂肪含量较高，人摄入过多不仅容易引起肥胖，还会增加心血管疾病和某些肿瘤发生的风险；瘦的畜肉脂肪含量较低，矿物质含量丰富，利用率高。因此，吃畜肉时应当先选瘦肉，少吃肥肉。动物内脏如肝、肾等含有丰富的脂溶性维生素、B族维生素、铁、硒和锌等，建议每周食用动物内脏类食物1或2次，每次50~100 g。烟熏和腌制肉风味独特，是人们喜爱的食品，但由于在熏制和腌制过程中易遭受多环芳烃类等有害物质的污染，且含盐量较高，过多摄入会影响人体健康，不宜多吃。

　　目前，四川居民摄入畜肉尤其是猪肉较多，鱼和禽肉较少，应当调整肉食结构，适当增加禽类和鱼虾类的摄入量，减少猪肉的摄入量。但也有部分城市居民和大多数农村居民的动物性食物摄入量还不够，应适当增加。推荐每天吃肉80~150 g，鱼、禽肉至少占一半；一日一蛋，不弃蛋黄。各类动物

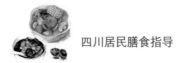

性食物不能相互取代，不要求每天各类动物性食物样样齐全，但每天不应少于两类，不偏食某一种肉类。

 【关键推荐】

◎ 每天吃肉80~150 g，鱼、禽肉至少占一半。

◎ 肉食要多样，不要只吃一种肉。

◎ 一日一蛋，不弃蛋黄。

◎ 每周吃海产品和动物肝各1或2次，每次50~100 g。

◎ 少吃肥肉以及煎炸、烧烤、烟熏、腌腊肉制品。

 【解读】

1. 为什么要优先选择鱼、禽肉？

民间有"宁吃天上飞禽二两，也不吃地上走兽半斤"的说法。这一方面说明禽肉的营养价值比畜肉高，另一方面也说明肉类吃多了不利于健康。通常把牛肉、羊肉和猪肉叫作红肉，而把鱼肉、禽肉叫作白肉。红肉的特点是肌肉纤维粗硬、脂肪含量较高、饱和脂肪酸和胆固醇含量较高，白肉的特点是肌肉纤维细腻、脂肪含量较低、脂肪中不饱和脂肪酸含量较高。如今越来越多的人认识到，科学健康的饮食是少吃红肉而多吃白肉，因为白肉的饱和脂肪酸含量比红肉少。红肉和白肉对慢性病的影响是不一样的。流行病学研究发现，经常吃红肉的人群患结肠癌、乳腺癌、冠心病等慢性病的危险性更高，而吃白肉可以降低患这些病的风险。但这并不是说白肉吃得越多越好，"昨天一条鱼，今天一只鸡，明天一只鸭"也是不行的，得讲究均衡适量，食物种类多样。

鱼类含有较多的优质蛋白质、矿物质和维生素，还含有较多的 $n-3$ 多不

饱和脂肪酸，对降低心血管
疾病、脑卒中等疾病的发生
风险有重要作用，可首选。
禽肉脂肪含量相对较低，脂
肪酸构成中不饱和脂肪酸的
比例较大，脂肪酸组成优于
畜类，只要不过量食用，一
般不会增加心血管疾病、2型
糖尿病和某些肿瘤等慢性病的发生风险，所以先于畜肉选择。

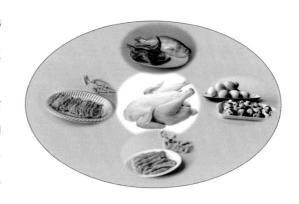

　　合理适量摄入肉类、蛋类的基本原则就是既要满足机体对蛋白质等营养
素的需求，又要尽量减少摄入过多脂肪带来的危害。推荐吃肉时要优先选择
鱼、禽肉；增加肉食品种，先选瘦肉，少吃肥肉。

2. 吃多少鱼、禽、蛋、瘦肉为适量？

　　四川多数居民的动物性食物
结构还需要调整。四川居民平均每
标准人日红肉的摄入量达到50 g以
上，其中又以猪肉为主，牛肉、羊
肉等较少。由于猪肉脂肪含量高、
饱和脂肪酸多，不利于心脑血管疾
病、肥胖、肿瘤的预防，因此，应适
当降低猪肉的摄入量，合理增加禽
肉和鱼虾类的摄入量。四川居民牛肉、羊肉的摄入量还很低，平均每标准人日
摄入量不足10 g，不必担心其对人体健康的影响，但部分特别喜好红烧牛肉、
卤牛肉的居民应注意不要过量摄入。

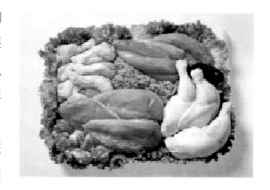

　　建议每天有肉，成人每人平均一天摄入肉类的总量为80~150 g，鱼、
禽肉至少占一半；一日一蛋，不弃蛋黄。各年龄段人群动物性食物建议摄

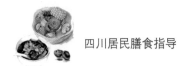

入量见表2-4-1。这些食物要分散在一日各餐中，不要集中食用，以便更好地发挥蛋白质的互补作用。

表2-4-1　不同人群动物性食物建议摄入量

食物类别	单位	幼儿（岁）		儿童和青少年（岁）			成人（岁）	
		2~	4~	7~	11~	14~	18~	65~
畜禽类	（g/d）	15~25	25~40	40	50	50~75	40~75	40~50
水产类	（g/d）	15~20	20~40	40	50	50~70	40~75	40~50
蛋类	（g/d）	20~25	25	25~40	40~50	50	40~50	40~50

注：能量需要量水平计算按照2岁~（1000~1200 kcal/d）、4岁~（1200~1400 kcal/d）、7岁~（1400~1600 kcal/d）、 11岁~（1800~2000 kcal/d）、14岁~（2000~2400 kcal/d）、18岁~（1600~2400 kcal/d）、65岁~（1600~2000 kcal/d）。
引自《中国居民膳食指南2016》。

　　日常生活中，我们食用的一块猪大排、一个鸡腿的重量为100~150 g，去掉骨头后留下70~100 g可食部分，能满足每天肉类建议量。每天5个鹌鹑蛋或1个鸡蛋就能满足每天蛋类建议量。在烹制肉类时，了解食材重量，将大块肉类食材切成小块后再烹饪，比如切丝、切片等，方便食用者主动掌握摄入量。也可在烹饪肉类食材时搭配蔬菜，这样不仅可以控制肉食的摄入量，还可以增加蔬菜的摄入量。在外用餐时，人们往往会过量摄入肉类，因此要合理安排在外用餐，尽量减少在外用餐的次数，点餐时做到荤素搭配、清淡为主，可以用水产类、禽肉和豆制品代替畜肉。

3. 禽流感时期还能吃禽肉和禽蛋吗？

　　近年来，禽流感多次暴发，离我们最近的H7N9禽流感更是弄得人心惶惶，使得人们"谈鸡色变"。那么，禽流感时期到底能不能吃禽肉和禽蛋呢？这里先给出肯定答案：能吃。但是具体该怎么处理，那必须要尊重科学、讲究方法。

虽然禽流感很可怕，但实际上它并不是一种可通过食物传染的食源性疾病。禽流感病毒对热敏感，加热至65℃、30分钟或100℃、2分钟以上即可被灭活。而日常家庭烹调，无论是红烧还是清蒸，几乎都达到100℃。联合国粮农组织/世界卫生组织2005年发表声明指出，在发生家禽疫情的地区，煮食家禽（如鸡、鸭、鹅等）使其各部分温度达到或超过70℃，是杀死禽流感病毒的一种安全措施。迄今为止，并无流行病学证据表明人在食用已受污染但经妥善煮熟的禽肉后会受到感染。也就是说，即使在已发生禽流感的疫区，只要使烹煮温度达到上述温度，让食物完全煮熟、煮透，就可以有效地杀灭禽流感病毒。

在禽流感时期要注意：①选择正规的超市或农贸市场，购买经过检疫的冰鲜禽类产品，尽量避免直接购买、接触或自行宰杀活禽。② 挑选禽蛋时，应选择表面洁净的，不要吃生鸡蛋或溏心蛋。③ 厨房备餐、烹饪时，要做到生熟分开，避免交叉污染。④禽肉一定要煮熟、煮透。⑤接触生的禽肉和蛋类后一定要彻底洗手。

总之，经过检疫能进入正规超市或农贸市场的禽肉和蛋只要按上述要求操作，都可放心食用。但确实感染禽流感病毒的禽类、死因不明的禽类的肉及其制品则不可食用。

4. 为什么要少吃肥肉和香肠、腊肉等腌腊肉制品？

肥肉就是猪的肥膘肉，通常食用的肥肉及其制品包括五花肉、猪脖子肉、肥肉香肠等，主要成分是脂肪，其含有较多的饱和脂肪酸，可能增加高血压、高血脂、动脉粥样硬化、冠心病等的发生风险，超重/肥胖、血脂异常的人要少吃肥肉。

四川人喜欢吃的回锅肉、烧白（梅菜扣肉）、粉蒸肉、红烧肉等菜肴的原料主要是肥肉，故对这些菜品有偏好的人要尽量克制，以减少肥肉的摄入。但有些人走向另一个极端，即认为肥肉有百害无一益，一丁点肥肉都不吃。尤其是一些爱美的女性，怕吃了会因发胖影响身材。

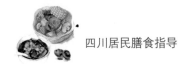

实际上，肥肉还是有其营养价值的。首先，肥肉的能量高，对于重体力劳动的人、在寒冷条件下生活的人是很好的能量来源。其次，肥肉含有多种脂肪，有利于人体对脂溶性维生素的吸收，可以促进人体神经系统及大脑组织生长发育，儿童、青少年、偏瘦的人可以适当摄入肥肉。

腌腊肉制品是原料肉经预处理、腌（酱）制、晾晒（或烘烤）、烟熏等工艺加工而成的生肉类制品，主要有腊肉类、咸肉类、风干肉类、香肠、火腿等，是四川较有特色的食物之一。无论是节日聚餐还是日常饮食，腌腊肉制品都是四川居民餐桌上不可或缺的一道美食。

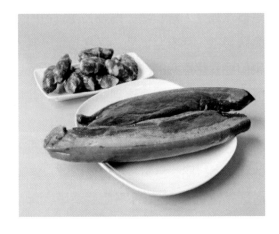

然而，腌腊肉制品一般含盐量较高，长期过多食用可导致心血管疾病并加重肾脏的负担。工业化生产的腌腊肉制品一般要添加亚硝酸盐。亚硝酸盐在肉制品中易形成亚硝酰胺和亚硝胺等致癌物质，对人体健康可能产生危害。同时其生产过程中与空气直接接触，脂肪氧化现象较严重。脂肪氧化产物可以诱发多种慢性病，是人体衰老和患心血管疾病的主要诱因。

川式香肠和腊肉多由半肥半瘦的猪肉制作，富含脂肪和蛋白质。过量的动物性蛋白质和脂肪摄入可能增加慢性病的患病风险。

当然，不是说腌腊肉制品完全不能吃，作为四川的传统食品，偶尔吃一些还是别有风味的，也是安全的。但是考虑到其潜在的安全隐患，不宜长年累月地作为日常食品大量食用，要尽量减少香肠和腊肉等腌腊肉制品的食用频率和食用量。购买香肠时，首先考虑购买大型厂家的产品，不要选择街边摊贩。因为纯手工制作很难把握添加亚硝酸钠或硝酸钠发色剂的量，很可能残留较多发色剂，生成亚硝胺类致癌物质。大型厂家的产品在这方面通常会做到严格管理，超标风险相对较低。

5. **爱吃猪肉，少吃其他肉，有什么不好？**

　　猪肉是四川居民常食用的肉类，川菜中的回锅肉、水煮肉片、鱼香肉丝等都是以猪肉为主要原料。猪肉中肌肉纤维较为细软，结缔组织较少，经过烹煮后味道鲜美，肉质柔软爽滑，成为四川乃至全国多数地区居民日常摄入量最多的动物性食物之一。

　　猪肉中含丰富的蛋白质、脂肪，每100 g肥瘦猪肉的能量平均为395 kcal，为肉类之首。瘦猪肉中含有丰富的矿物质——铁，能有效改善缺铁性贫血。虽然食猪肉好处多多，但摄入量较大或摄食比例不合理也会带来健康问题。首先，在所有畜肉中，猪肉的蛋白质含量最低，肥瘦猪肉的平均蛋白质含量只有13.2%，而牛羊肉的蛋白质含量可达20%。其次，猪肉脂肪含量高，约为37%，即便是猪大排脂肪含量也在20%以上，超过牛羊肉、鸡肉和鱼类等，食之过多，脂肪在人体内蓄积，容易导致肥胖，进而易导致高血压、高血脂、脑卒中、心血管疾病等。

　　由于猪肉的脂肪含量和饱和脂肪酸含量高，不利于预防心脑血管疾病、肥胖和肿瘤，因此，居民应降低猪肉的摄入量，同时适当增加禽肉、牛羊肉、鱼虾类的摄入量。吃单独用猪肉烹制的美食，如粉蒸肉、扣肉、红烧肉、酱肘子等时，应特别注意要适可而止，切忌暴食。患有动脉硬化、高血压、糖尿病和肥胖的人更应少吃。由猪肉加工成的熏肉、腊肉、火腿、咸肉，加工时添加了硝酸盐或亚硝酸盐等发色剂，同时含盐量较高，尽管风味独特，亦不提倡过多食用。

6. **烧烤肉好吃，但对健康不利，怎么办？**

　　烧烤肉虽然美味，但吃起来让人顾虑重重。其实，在控制量和次数的情况下，烧烤肉还是能吃的。

（1）烧烤有哪些危害？

　　1）降低营养素的利用率：肉类在烧烤过程中，随着温度升高，蛋白质

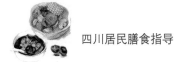

变性，营养素被破坏，会影响营养素的吸收利用。

2）产生致癌物：肉直接在高温下进行烧烤，被分解的脂肪滴在炭火上，食物脂肪焦化产生的热聚合反应产物与肉中蛋白质结合，会产生多环芳烃类（如苯并芘）和杂环胺类致癌物质。

3）易感染寄生虫病：烧烤食物常常外焦里嫩，有的肉里面还没有熟透，甚至还是生肉，不能彻底杀死肉中的寄生虫及虫卵，埋下了罹患寄生虫病的隐患。

4）常吃易发胖：烤肉的原料肉类为高能量食物，再加上使用烤肉酱等，油脂含量过高，常吃容易造成脂肪堆积。

（2）怎么降低烧烤的危害呢？

1）食物多样，荤素搭配：①选用烧烤材料时要尽量选择饱和脂肪酸含量低的瘦肉和鱼类，少吃肥肉等；烤肉事先用酱汁调料处理，减少烤肉酱的使用。②烧烤不要以肉类为主，烤五谷、蔬菜同样有滋有味，可以搭配烧烤五谷类，如烤玉米，不但金黄美味，又易饱肚，烤红薯、烤土豆也是不错的选择。③还可搭配青椒、西兰花、西红柿、金针菇等蔬菜，以减少油腻感。④细嚼慢咽，餐后多运动。

2）避免食物烤焦：①尽量用无明火的方式烧烤，烤肉的工具应改用电炉或电磁炉。②不管用什么方式烤，千万不要烤焦，且不要吃烤焦的肉。③可以用锡箔纸包一下再烤，以防止肉被烤焦。④垫上烤肉纸亦可减少肉被烤焦的风险。

3）食物应烤熟、烤透：烧烤食物外焦里嫩，有的肉里面还没有熟透，甚至还是生肉，不能彻底杀死肉中的寄生虫及虫卵，埋下了患寄生虫病的隐患，故应烤熟、烤透。同时准备两套餐具，避免生熟食物交叉污染。

4）减少食用频率和用量：烧烤用的食材一般都是肉类等高能量食物，再加上使用烤肉酱等，油脂含量过高，过多食用容易造成脂肪堆积。故烧烤食品虽然美味，但应尽量减少食用频率和食用量。

7. 怎样吃火锅更健康？

说到四川，人们脑海中都会浮现出"火锅"二字。四川火锅以麻、辣、鲜、香著称，其消费群体之广泛、人均消费次数之多，都是其他美食望尘莫及的。火锅俨然已成为川渝两地的美食代表。到底怎么吃火锅才能既享受美食又兼顾健康呢？

（1）选用新鲜、品种多样化的食材：火锅食材种类较为丰富，包括薯类（如土豆、藕、山药、芋头）、动物性食品（如猪肉、牛肉、羊肉、鱼肉、鹌鹑蛋、动物内脏）、蔬菜（如海白菜、菌类、莴笋、茼蒿）等。从食物种类来看，火锅满足了食物多样性，可使人同时摄入多种营养素。宜多选用各种颜色的蔬菜、薯类、菌类、豆制品，适量选用肉类及其半成品，少选用动物内脏。肉类及其半成品如午餐肉、火腿肠、鱼丸等，含盐量高，尽量不要选太多，血压高的人尤其不宜多选。血脂高的人要尽量少选脂肪含量高的肥牛、动物内脏等，宜选用瘦牛肉、鱼虾、去皮鸡肉等脂肪含量比较低的肉类。尿酸浓度高的人不宜多吃鱼肉、海鲜、河鲜和动物内脏，宜选择低嘌呤的新鲜蔬菜、薯类。

（2）食物要煮熟、煮透：吃火锅时，肉类和菌类要煮熟，但蔬菜不宜久煮，可在调味品中加入蒜泥杀菌。

（3）适量选用调味品：火锅调料通常有蒜泥、葱、姜、香菜、榨菜、豆豉、辣椒酱、蚝油、芝麻油、酱油、醋、盐、味精等。部分调味品高盐、高油，宜适量选用。

温馨提示

· 锅底多选择植物油，且用量要控制。

· 适量选取肉类（包含畜禽类和水产类），总量不超过 150 g。

· 少选或尽量不选动物内脏；汤里的嘌呤含量较高，痛风患者少用。

· 控制调味品的用量，减少油碟油、蚝油、酱油和盐的摄入量。

· 减少酒类和含糖饮料的摄入。

· 就餐环境保持空气流通，提倡一人一锅。

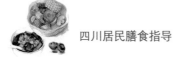
8. 吃夜宵时应该注意什么？

现在，随着生活节奏加快，熬夜似乎不是什么新鲜事。甚至对于很多学生、上班族而言，熬夜似乎已经成为他们的生活常态。

对于正常作息的人来说，应吃好三餐，不提倡吃夜宵。但对于熬夜人群来说，夜宵可以帮助其恢复体力和精力。吃夜宵也有讲究，该怎样吃，又该注意些什么呢？

（1）**不宜吃过好**：适当地补充能量即可，切记把夜宵当作正餐来吃。摄入过多高脂肪、高蛋白的食物易造成营养过剩。所以尽量不要选择高脂肪、高蛋白的食物。

（2）**不宜吃过饱**：夜宵不宜食入过多，品种可多样，但量要少。过量食入夜宵可使胃鼓胀，对周围器官造成压迫，胃、肠、肝、胆、胰等器官在餐后紧张工作又会使大脑活跃，导致失眠。

（3）**保证夜宵和睡眠间隔的时间**：吃夜宵与睡眠间隔的时间需安排好，两者不要间隔太近，睡觉前1个小时以上吃夜宵比较好。

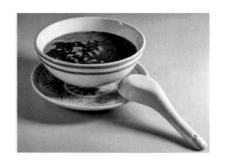

（4）**应选择清淡的食物**：尽量不要吃油炸、烧烤、煎制、腌腊食品。也不要吃太咸的食物，这样不仅会使人不停地喝水，还会导致体内的水分难以排出。

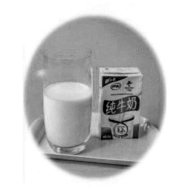

夜宵选择的食物应易消化、清淡，避免油腻食物。淀粉类、奶类是健康夜宵的首选，如清淡的粥、牛奶等。

9. 瘦肉就不含脂肪了吗?

瘦肉呈现红色是因为含有肌红蛋白,脂肪不含有肌红蛋白,因此呈白色。肉眼看到红色的肉并不代表不含有脂肪,而是瘦肉的红色掩盖了脂肪的白色,使脂肪不易被肉眼观察到。各种肉类都含有一定量的脂肪,不同部位脂肪含量不同(见表2-4-2)。

表2-4-2 猪肉常见部位的脂肪含量

部位	脂肪含量(g/100 g可食部)
里脊肉	7.9
后臀尖	30.8
肋条肉	59.0
奶脯肉	35.3
猪脖肉	60.5
后肘肉	28.0

注:数据引自《中国食物成分表2002》。

精瘦肉脂肪含量低,通常小于15%,如里脊肉。挑选精瘦肉时,首先要学会看:看肉的部位,里脊肉是精瘦肉的首选部位;看肉的颜色,新鲜肉呈鲜红色,精瘦肉脂肪含量少,基本无白色;看肉的质地,肉质纹路清晰,不带筋膜。其次要学会摸:肉有弹性。最后要学会闻:新鲜肉的气味正常,无氨气或其他异味。

10. 动物内脏能不能吃?

动物内脏品种很多,其营养价值也有较大差异,不能一概而论。

动物肝脏含有丰富的铁、锌等微量元素和维生素A等。猪肝的铁、锌含量是猪肉的10倍以上,食用后,能有效补充人体对这些物质的需

温馨提示

动物肝脏可以吃,但要少吃,一周吃1或2次即可,每次每人的食用量为50 g左右。

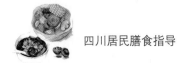

求。正在长身体的儿童容易缺铁和锌，有必要适量摄入动物肝脏。此外，一些用眼过度的人常吃动物肝脏能有效改善视力和消除视觉疲劳。但过量食用动物肝脏可能有维生素A及化学物质（如瘦肉精）中毒的风险。

一些动物内脏如胗、肾、心、肚等，其蛋白质含量与瘦肉相当。肾脏富含微量元素硒，是瘦肉中硒含量的10倍以上。鸡胗、鸭胗、肾、心、肚等脂肪含量比瘦肉还少，可以说是营养价值较高的食品，所有的人都能食用。

猪脑、肥肠、鸭肠、羊肠等富含胆固醇或脂肪，儿童和青少年可以适当摄入，超重/肥胖、血脂异常的人应尽量少吃，甚至不吃。作为火锅主打菜品的毛肚、鸭肠，味道虽好，但不可贪多。鸭血、猪血的蛋白质含量较高，富含血红素铁，是铁的良好食物来源，尤其适合缺铁性贫血患者辅助治疗食用。

11. 怎样吃蛋更营养安全？

蛋类品种很多，如鸡蛋、鸭蛋、鹅蛋、鹌鹑蛋、鸽子蛋等。蛋类营养丰富，是我国居民优质蛋白质和微量营养素的重要来源。蛋类蛋白质的营养价值很高，优于其他动物性蛋白质。下面主要以鸡蛋、鸭蛋为例，告诉您怎样吃蛋更营养安全。

（1）鸡蛋的营养价值：鸡蛋含有人体必需的所有营养素。鸡蛋的蛋白质含量为13%左右，脂肪含量为10%~15%，碳水化合物含量较低，为1.5%左右；维生素含量丰富，种类较为齐全，包括所有的B族维生素、维生素A、维生素D、维生素E、维生素K、微量的维生素C；矿物质含量为1.0%~1.5%，其中以磷、钙、铁、锌、硒含量较高。鸡蛋所含的脂肪、维生素和矿物质主要集中在蛋黄，脂肪组成以单不饱和脂肪酸（油酸）为主，磷脂、胆固醇含量也较高。蛋黄中含有卵黄高磷蛋白，对铁的吸收有干扰，故蛋黄中铁的生物利用率较低，仅为3%左右。总的来说，蛋黄的营养价值远高于蛋清，蛋清主要含水分和蛋白质。

（2）鸡蛋中的胆固醇：具有这么高营养价值的鸡蛋是否能够多吃？长

期以来，大家的纠结点主要在于鸡蛋中的胆固醇。每100 g全蛋中的胆固醇含量大约是585 mg，每100 g蛋黄中高达1510 mg。如果吃一个全蛋的话，摄入的胆固醇约为300 mg。胆固醇是维持人体正常生理功能的重要成分，人体各组织中都含有胆固醇，它是许多生物膜的重要成分。胆固醇是体内合成维生素D_3、胆汁酸、类固醇激素的前体。人体自身具有合成胆固醇的能力，每天合成出来的量远远大于通过膳食摄入的量。大部分健康机体会有效地调节通过食物摄入和自身合成出来的胆固醇，从食物中摄入的胆固醇对血清胆固醇水平影响不大。总的来说，鸡蛋的营养效应远高于其胆固醇的负面效应。

（3）**食用对象**：对于健康人来讲，每天吃1个鸡蛋，蛋白、蛋黄都要吃，不要丢弃蛋黄。对于患冠心病及动脉粥样硬化等疾病的人群来说，额外多摄入的胆固醇可能影响血脂代谢，这部分人可以隔天吃一个鸡蛋或每日吃2~3个鹌鹑蛋（胆固醇<200 mg/d），并注意监测血脂水平。

（4）**烹调方法**：蛋的做法建议选用蒸芙蓉蛋、水煮蛋、紫菜蛋花汤等方式。蒸、煮鸡蛋可最大限度地保留蛋中所含的营养素，蛋白质吸收率高，维生素损失少，也不用额外增加食用油来烹饪。

（5）**不吃生鸡蛋或溏心蛋**：蛋类对任何年龄、性别的人都是可口的营养食品。有人喜爱吃半生不熟的荷包蛋或水煮蛋，觉得滑嫩爽口，甚至有人直接吃生鸡蛋，认为可滋补身体，其实这些都是不正确的吃法。一方面，生鸡蛋的蛋清中含有抗生物素蛋白，阻碍人体对生物素的吸收利用，而鸡蛋加热煮熟后，这种抗生物素蛋白的活性即被破坏，不再具有结合生物素的作用。另一方面，鸡蛋里可能有病原体。因此，生吃鸡蛋不符合营养和卫生要求，不要吃生鸡蛋或溏心蛋。

（6）**咸蛋**：咸蛋在我国食用历史悠久，一般用鸭蛋加工制成。咸蛋营养丰富，容易消化。优质的咸蛋咸度适中、味道鲜美，蛋黄中有卵黄素及胡萝卜素溶于蛋黄油呈红黄色，增加咸蛋的感官性状。咸蛋

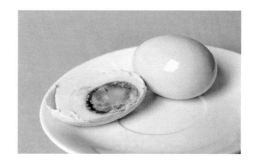

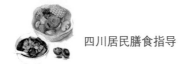

出油是腌好的标志。家禽容易患沙门菌病，体内的病菌能进入蛋内，因此，咸蛋应在沸水中至少煮15分钟方可食用。由于咸蛋是用盐腌制的，蛋内盐分较高，因此中老年人不宜多食咸蛋。另外，鸭蛋的脂肪和胆固醇含量较高，长期多食不利于心血管健康。

（7）**皮蛋**：又称松花蛋、变蛋，是传统的风味蛋制品，一般用鸭蛋加工制成。制作皮蛋的主要原料有生石灰、纯碱、食盐、茶叶、草木灰（含有氧化钙、氢氧化钾）、稻壳等。成品皮蛋壳易剥、不粘连，蛋白呈半透明的褐色凝固体，表面有松枝状花纹，蛋黄呈深绿色凝固状。由于皮蛋蛋黄中的蛋白质大多分解成了氨基酸，故吃起来香而不腻，味道鲜美。

我国传统的皮蛋加工配方中都加入了氧化铅（黄丹粉），长期食用含铅量高的松花蛋，可能引起自主神经功能紊乱、贫血、免疫力低下等。目前，加工配方已改用锌或铜的盐类。根据国家规定，每1000 g皮蛋的铅含量不超过3 mg，符合这一标准的皮蛋就可称为无铅皮蛋。无铅皮蛋同样含有铅，只是铅含量较低。

皮蛋基本都用鸭蛋来制作，蛋壳本身带有几百至几亿个细菌，尤其是沙门菌。如果蛋壳有裂缝，细菌就会顺着蛋壳钻进蛋内污染皮蛋，食用后可引起沙门菌食物中毒。食用皮蛋时宜加醋，最好食用前加热或做成皮蛋瘦肉粥食用，以防中毒。

核心推荐五　少盐少油，麻辣适度，控糖限酒

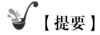【提要】

提倡四川居民改变"重口味"饮食习惯。不要太油、太咸、太甜、太麻、太辣，不要食用过多的油炸、腌制、烟熏食品。

食盐是我国居民膳食钠的主要来源。在降低食盐摄入量的同时，也要降低钠摄入总量，警惕"隐形"食盐的摄入，预防高血压等慢性病。

油脂主要为人体提供脂肪和能量，过度摄入与肥胖、高血压、冠心病、糖尿病等慢性病密切相关。四川居民尤其需要控制油脂摄取量，并关注摄入油脂的种类。

添加糖是指在食品生产和制备过程中被添加到食品中的糖和糖浆。人过量摄入糖分会增加龋齿和肥胖的发生风险，需避免食用含较多添加糖的甜食和含糖饮料。

四川居民饮酒率高于全国平均水平，由于不恰当饮酒或酗酒会对健康造成伤害，因此，提倡科学饮酒，形成健康的饮酒观。

生命离不开水，水参与身体全部的生理活动。建议少量多次主动饮用白开水或淡茶水，减少泌尿系统结石形成和痛风发作的风险。

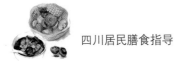

🍵【关键推荐】

◎ 清淡饮食，改变"重口味"饮食习惯，每天摄入食盐不超过6 g。

◎ 减少动物油脂的摄入，增加植物油种类，每天烹调用油总量不超过 30 g。

◎ 少喝含糖饮料，少吃甜味食品，每天添加糖不超过50 g。

◎ 不酗酒、醉酒和空腹饮酒，少饮烈性酒。若饮酒，成年男性一天 酒精量不超过25 g，成年女性不超过15 g。

◎ 主动饮用白开水或淡茶水，成人每天喝水7～8杯（约1600 ml）。

🍴【解读】

1. 为什么要强调改变"重口味"饮食习惯？

"重口味"通常是指食用太咸、太甜、太麻辣、太油腻等食品和饮料时的味觉感受。

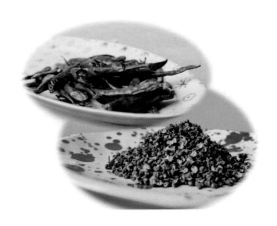

长期过多食用"重口味"食物容易引发慢性病。调查显示，人群高血压患病率与食盐摄入量有密切关系。太甜、太油腻的食品和酒精饮料本身就含有较高的能量，故长期过多食用"重口味"食物容易使人超量摄入能量，导致超重/肥胖。

川菜的特点是清鲜醇浓并重、善用麻辣。麻辣成了多数人日常膳食中离不开的味道。那么，麻辣到底有着怎样的魅力？人们又该如何健康地吃花椒与辣椒呢？

花椒中主要的风味成分是挥发油和非挥发性组分麻味素，因此，花椒可除去肉类的腥气，赋予菜品特有的香气和麻味，是烹饪加工中应用广泛的调香、调味原料。花椒还具有麻醉、兴奋、抗菌消炎、镇痛、降血脂等有益健康的作用。有研究表明，非挥发性组分会抑制大鼠肠道发酵，对肠道健康有害。由此可见，适度使用花椒方能发挥其调味性与功效性。

辣椒及其制品中的辛辣成分主要是辣椒素类物质（辣椒总碱），使菜肴具有辣味，有消炎镇痛、维护心血管健康等多种作用。但也有研究表明，辣椒食用过多会导致胃肠灼烧、腹痛、腹泻等症状。另外，四川居民因"逢辣必咸"的饮食习惯而增加盐的摄入，也不利于健康。

长期吃热烫食物（如麻辣烫和火锅中刚捞出的烫食，滚烫的豆腐、热粥、烫水等）容易伤害消化道黏膜，增大患食管癌的风险。此外，由于食物太烫，在嘴里稍微嚼几下就囫囵吞枣地咽下了，食物因在口腔中未经仔细咀嚼，又增加了胃肠消化负担，所以吃烫热食物对消化道是双重伤害。通常情况下，口腔和食管的温度多在36.5～37.2℃，此时味觉的灵敏度最高。食物的温度不同，味道也不一样，热食最高温度不要超过65℃，这样既饱尝了美味，又不伤害身体，也是防癌的一个关键。

四川居民要改变"重口味"饮食习惯，饮食清淡才是健康饮食新时尚。饮食清淡应从小培养，不要太油、太咸、太甜、太麻、太辣；做到甜咸适度、麻不痹舌、辣不痛嘴，合理使用香辛料；也不要过多食用烟熏、烧烤、油炸食品；尽量多采用蒸、煮、炖、焖、熘、焯、急火快炒等方式烹调食物，不盲目追求食物过烫，改变"一热当三鲜"的传统观念，不吃烫嘴食物，吃温食；有"重口味"饮食习惯的人要逐渐减少刺激性食物的摄入频率，逐渐减少油、糖、盐、麻辣等调味品的摄入量，直至口味清淡。

常见的九种香辛料（如图2-5-1所示）从正上方开始，顺时针方向依次是香叶、八角、花椒、干辣椒、砂仁、桂皮、茴香、草果，中间是山奈。这些香辛料常用于红烧肉或卤制食品中，用量适当即可，不要太多。

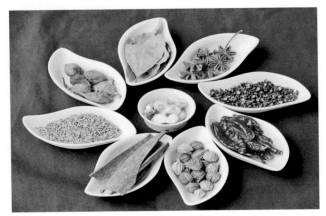

图2-5-1　常见的九种香辛料

2. 饮食中有效的减盐措施有哪些？

（1）**控制食盐摄入量：**中国居民膳食指南推荐健康成人每人每天食盐摄入量不超过6 g，2～3岁幼儿不超过2 g，4～6岁幼儿不超过3 g，7～10岁儿童不超过4 g。可使用定量盐勺控制用盐量，见本书"第三部分表3-3-1"。

（2）**合理选用调味品：**尝试使用低钠调味品，如低钠盐、低盐酱油等；用姜、蒜、葱、洋葱、菌类、番茄、芝麻（酱）、肉桂、茴香等鲜香味食材或调料来提味；多用醋，少加糖，以降低对食盐的依赖性。

（3）**合理选择烹饪方法：**盐渍食品在加工或食用前用清水浸泡去盐，菜肴起锅前放盐或就餐时撒盐和蘸食，汤菜不加盐或少加盐，选用酵母发酵馒头等。

（4）**少吃咸菜，少吃高盐的包装食品：**注意泡菜、腌菜、加工肉制品（罐头、腌腊和烟熏制品）的盐含量，建议选择新鲜的蔬菜、肉类、海鲜和蛋类。

（5）**仔细阅读营养标签：**选择含钠低的包装食品。在超市购买食品时，尽可能选择钠含量较低的包装食品和具有"低盐""少盐"或"无盐"标识的食品，如不添加盐或少盐的坚果。某两种食品中钠含量的比较（如图2-5-2所示）。

（6）**外出就餐选择低盐菜品：**外出就餐时，主动要求餐馆少放盐，尽量选择低盐菜品。

√糕点A

营养成分表		
项目	每100 g	NRV%
能量	1452 kJ	17%
蛋白质	8.6 g	14%
脂肪	5.1 g	8%
碳水化合物	67.1 g	22%
钠	68 mg	3%

糕点B

营养成分表		
项目	每100 g	NRV%
能量	2260 kJ	26%
蛋白质	7.0 g	12%
脂肪	26.3 g	8%
碳水化合物	62.8 g	21%
钠	160 mg	8%

图2-5-2　某两种食品中钠含量的比较

（7）警惕"隐形"盐： 要警惕食品中的"隐形"盐（即"藏起来"的盐，见表2-5-1）。①含盐调味品：酱油、味精、鸡精、豆瓣酱、沙拉酱等。②加工食品：糕点、凉果类（如九制陈皮、话梅等）、发酵豆制品（如腐乳、豆豉等）、泡菜和腌菜、腌腊及烟熏肉制品等。③配料中有含钠添加剂的食品：添加碳酸氢钠（小苏打）的老面馒头、苏打饼干等；④方便食品：方便面、薯片、薯条、辣条等。

表2-5-1　常见食物中钠含量及其折算成食盐量

食物	钠含量（mg/100 g可食部）	折算成食盐量*（g）	食物	钠含量（mg/100 g可食部）	折算成食盐量（g）
食盐	39311.0	100.00	方便面	1144.0	2.90
味精	8160.0	20.70	午餐肉	981.9	2.50
冬菜	7228.6	18.40	陈醋	836.0	2.10
豆瓣酱	6012.0	15.30	火腿肠	771.2	2.00
酱油	5757.0	14.60	腊肉	763.9	1.90
榨菜	4252.6	10.80	糖蒜	692.2	1.80
辣萝卜条	2650.9	6.70	猪肉松	469.0	1.20
腐乳（白）	2460.0	6.30	五香豆豉	263.8	0.80
香肠	2309.2	5.90	盐烤杏仁	339.0	0.90
牛肉酱（阿香婆）	1260.5	3.20	苏打饼干	312.2	0.80
薯片（乐事）	626.7	1.59	辣条	2969.0	7.54
酸芥菜	1164.0	3.00	面包	230.4	0.60

注：*食盐（g）=钠（mg）×2.54÷1000。表中"钠含量"数据引自《中国食物成分表2002》。

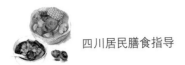
3. 如何选择和控制烹调油？

烹调油的主要成分是脂肪，具有重要的营养作用，如提供能量等。食物中的脂肪能促进脂溶性维生素的吸收。烹调油包括植物油和动物油两种。常见的植物油包括大豆油、花生油、葵花籽油、菜籽油、芝麻油、玉米油、橄榄油等，大多富含不饱和脂肪酸；常见的动物油（如图2-5-3所示）包括猪油、牛油、羊油、奶油（黄油）等，一般含饱和脂肪酸较多。

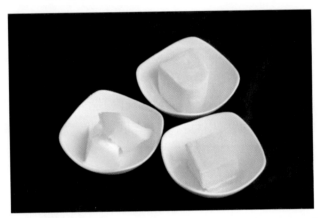

图2-5-3 常见的动物油（从左顺时针方向依次是猪油、牛油、黄油）

市面上的烹调油种类繁多，货架上更是琳琅满目。那么，到底该怎样选择烹调油呢？①从营养成分上来选：膳食脂肪中饱和脂肪酸、单不饱和脂肪酸、多不饱和脂肪酸的适宜比例大致应为1:1:1。饱和脂肪酸摄入过多是导致总胆固醇、甘油三酯、低密度脂蛋白胆固醇浓度升高的重要原因，继发引起动脉管腔狭窄，形成动脉粥样硬化，增加患冠心病的风险。不饱和脂肪酸主要包括单不饱和脂肪酸和多不饱和脂肪酸，它们对人体健康有较大益处，在体内具有调节血脂、防止血栓形成、增强免疫力等功效，对心脑血管疾病具有预防作用。由于膳食脂肪除烹调油外大多来自含油脂丰富的动物性食物（提供饱和脂肪酸），因此，在选择烹调油时以植物油为佳，以获得脂肪酸比例适宜的膳食（见表2-5-2）。②从种类上来选：品种要多样化，比如菜籽油、大豆油、葵花籽油、花生油、玉米油等交替食用或使用调和油。③从容量上来选：选小容量的，因为油在储存过程中易氧化酸败。④从工艺上来选：尽量选择大厂家生产的精炼植物油，因为土榨油中含有的黄曲霉毒素、芥子甙等有害物质比较多。⑤从感官品质（色泽）上来选：品质好的大豆油为深黄色，菜籽油为黄中带点绿或金黄色，花生油为淡黄色或者浅橙色。⑥从透明度上来选：清晰透明、不混浊、无沉淀、无分层、无悬浮物。

表2-5-2　常见油脂中脂肪酸的组成

油脂种类	脂肪	脂肪酸（g/100 g可食部）			
		饱和脂肪酸	单不饱和脂肪酸	多不饱和脂肪酸	未知
猪油（炼）	99.6	41.1	45.6	8.5	0
牛油	92.0	54.4	29.9	4.0	—
棕榈油	100.0	41.5	42.4	11.6	0.1
菜籽油（青油）	99.9	12.6	56.2	23.7	3.1
核桃油	99.1	7.2	18.6	68.8	0.2
葵花籽油	99.9	13.4	18.4	65.2	0
大豆油	99.9	15.2	23.6	55.8	1
玉米胚芽油	100.0	13.3	27.2	55.3	0
芝麻油（香油）	99.7	13.4	37.6	44.2	0.1
花生油	99.9	17.7	39.0	36.6	2.3
大豆色拉油	99.9	13.5	29.6	52.4	0
茶油	99.9	9.6	75.3	10.6	0.1
橄榄油	100.0	12.3	55.0～83.0	3.5～21.0	≤1.0

注：数据引自《中国食物成分表2002》《中国食物成分表2004》。

烹调油是一种高能量的食物，每克脂肪可以产生9 kcal的能量，多吃油就是多摄入能量。如果摄入的能量没有消耗就会累积下来变成脂肪储存在体内，日积月累就可能产生超重/肥胖，糖尿病、高血压、动脉粥样硬化、冠心病、脑

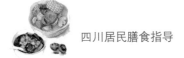

卒中等的患病风险也会增加。饮食中减少烹调油摄入量的措施如下：

（1）坚持定量用油，控制总量： 控制每人每天烹调用油总量不超过30 g，容量为600 ml左右的油壶刚好满足一家三口一周的家庭用油量（三口之家每日三餐均在家就餐）。

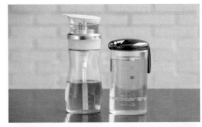

（2）巧烹饪： 烹调食物时，可选用蒸、烧、煮、炖、卤、烤、拌、少量油炒等方式，少用煎炸方式，避免长时间高温反复加热食用油。推荐拌菜，比如豇豆煮熟，或莴笋叶、菠菜用水焯后，用适量调味汁拌着吃，这是一种有效、实用的控盐控油措施。调味汁的制备方法见本书"第三部分四川几种特色食品制作"。

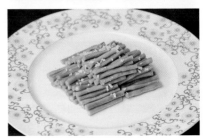

（3）少吃油炸食品： 少吃炸鸡腿、炸薯条、炸鸡翅、油条、油饼等。

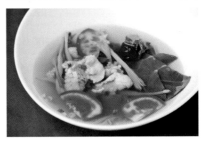

4. 如何享受"健康的甜蜜生活"？

"甜蜜生活"离不开添加糖。添加糖是指在食品生产和制备过程中被添加到食品中的糖和糖浆，主要包括白砂糖、红糖、冰糖、玉米糖浆、糖蜜、蜂蜜和葡萄糖等，但不包括食物天然含有的糖，如水果中含的果糖、葡萄糖、蔗糖，牛奶里的乳糖等。

添加糖所含的能量较高（4 kcal/g），如果经常吃过多甜食，食品中的添加糖可以额外增加能量摄入。多项研究显示，添加糖摄入过多与超重/肥胖、2型糖尿病及心脑血管疾病等关系密切。但是只要食用添加糖食品适度，就能让我们既享受"甜蜜生活"，又不会影响健康。

如何才能享受"健康的甜蜜生活"呢？建议：①每天添加糖的摄入量不

超过50 g，最好低于25 g；②避免食用含有过多添加糖的甜食和含糖饮料，读懂营养标签，选择低糖食品（甜品及饮料中含糖量≤5 g/100 g或5 g/100 ml）或无糖食品（甜品及饮料中含糖量≤0.5 g/100 g或0.5 g/100 ml）；③用低能量人工甜味剂代替糖制品。

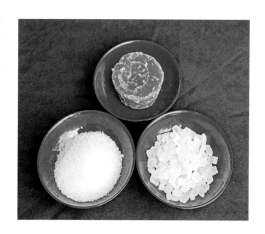

5. 能吃油炸食品吗？

油炸食品酥脆可口，香气扑鼻，深受多数消费者喜爱。但油炸食品可能存在下列问题：①能量和脂肪含量高（见表2-5-3），而维生素等营养素损失较多，若经常食用，会导致超重/肥胖和营养素缺乏；②烹调油脂经过高温加热后，尤其是反复使用，会产生一些致癌物质（如多环芳烃）；③肉类和鱼类食品在高温下炸焦后，可生成有致突变性和致癌性的杂环胺类化合物；④谷薯类食品经油炸后形成丙烯酰胺（可能致癌），尤其是油炸马铃薯类食品在高温下产生的丙烯酰胺较多。

表2-5-3　常见油炸食品及其原料的能量比较

油炸食品	能量（kcal/100 g可食部）	原料	能量（kcal/100 g可食部）
油炸马铃薯片	612	马铃薯	77
锅巴（豆香）	528	稻米	348
油面筋	490	面粉	360
麻花	524	面粉	360
酥香兰花豆	416	蚕豆	306

注：数据引自《中国食物成分表2002》。

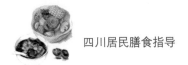

是否食用油炸食品，关键在于膳食搭配是否合理。①少吃：这里少吃意指不能经常吃，食用频率或食用量比以前减少，每天用量可能接近膳食宝塔中该类食物摄入量的低限；心血管疾病、肥胖、糖尿病等患者应严格控制，尽量少吃或不吃。②注意食物搭配：吃油炸食品时，注意同时选用少油的蔬菜或水果。③上浆挂糊：炒肉片、煎炸食品时，用芡粉（淀粉）上浆挂糊，可使肉片滑嫩或酥脆，还可使食物里面的营养素减少丢失。④不要吃食品炸焦的部位。

6. 什么是反式脂肪酸？哪些是含反式脂肪酸较多的食品？

反式脂肪酸（TFA）是所有含有反式双键的不饱和脂肪酸的总称。反式脂肪酸分为两种：天然反式脂肪酸和非天然反式脂肪酸。

天然反式脂肪酸一般存在于牛奶等乳制品中。研究发现，这种反式脂肪酸不但对人体没有害处，还可以减少体内脂肪堆积，在脂质和葡萄糖代谢中起作用，所以我们不但不应该远离，还应该放心食用。

非天然反式脂肪酸是植物油人工加氢（使其部分固化）时氢化不彻底形成的。这种反式脂肪酸虽然看上去和天然奶油一样，可以起到和天然奶油一样的工艺效果，比如使制作出的糕点更加松软、有弹性，使炸鸡和炸薯条更加香脆可口，但是这种反式脂肪酸对人体健康有一定危害。过多摄入非天然反式脂肪酸可使血液胆固醇浓度增高，从而增加心血管疾病发生的风险。非天然反式脂肪酸主要来自三个方面：①氢化植物油，如人造奶油含反式脂肪酸0~18%，起酥油含反式脂肪酸0~10%；②油脂精炼过程；③油脂煎炸时油温超过220℃且时间过长。

2012年《中国居民反式脂肪酸膳食摄入水平及其风险评估》显示，加工食品是大城市居民膳食反式脂肪酸的主要来源，占反式脂肪酸总摄入量的71.2%，其中植物油是我国普遍使用的烹调油，消耗量比较大，对反式脂肪酸的贡献率约为49.8%，其他加工食品的贡献率比较低，如糕点、饼干、面包等均不足5%。

要想完全避免反式脂肪酸几乎是不可能的。下列方法能帮助我们减少反式脂肪酸的摄入总量：①阅读食品营养标签，比较类似产品做出明智的选择。请注意：反式脂肪酸标示值为0的产品是指100 g或100 ml中反式脂肪酸含量低于0.3 g，并非不含反式脂肪酸。请记住："无或不含"反式脂肪酸不等于反式脂肪酸含量为0。②选购食品配料表中无氢化油脂或生产过程中未使用氢化油脂的食品。③避免植物油长时间高温加热，减少煎炸食品的摄入。

7. 为什么提倡喝白开水或淡茶水？

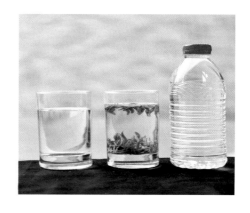

　　白开水是自来水或天然水源水经过煮沸后的饮用水，其清淡无味，洁净，无细菌，所含矿物质基本无损失，制作简单，经济实惠。白开水没有能量，能有效补充体内水分，促进血液循环，是最经济实用的首选饮用水。

　　淡茶水是成人的另一个较好的选择。饮茶是中国的良好传统，也是四川居民的生活习惯。四川有花茶、绿茶、黑茶等，茶的品种众多。茶叶中含有多种对人体有益的化学成分，如茶多酚、咖啡因（咖啡碱）等。长期适量饮茶有助于预防心脑血管疾病，降低肿瘤的发生风险。但茶叶中的鞣酸等可影响某些营养素的吸收。故吃饭期间不宜饮茶，也不要喝浓茶。睡前也不宜喝浓茶，以免影响睡眠。

8. 如何判断自己是否缺水？如何科学饮水？

　　水是"生命之源"，是维持人体健康不可或缺的物质。水是人体的重要成分，而且具有重要的生理功能。水参与身体全部的生理活动，源源不断地将氧气和营养成分运送到各组织细胞，将代谢废物通过排尿、出汗等方式排出体外。体内能量代谢产生的热通过体液传到皮肤，再经蒸发或出汗来散

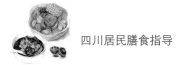

发，保持体温恒定。

饮水过少或过多都会给人体健康带来诸多负面影响。日常生活中，大家判断自己缺水最简单的办法莫过于口渴和少尿。口渴表示人体细胞脱水已到一定程度，中枢神经发出要求补充水分的信号。感觉口渴时身体已经明显缺水。随着机体缺水程度加大，尿量开始减少，尿色变深，并随着缺水程度的加大而加深。

适当喝水不仅可以湿润口腔咽喉，有利于消化液分泌，而且还可避免尿液浓缩、血液浓缩，有利于降低泌尿系统结石和痛风发作的风险。

正确的饮水方法如下。

（1）主动饮水：不能感到口渴才饮水。饮水不足将导致体内失水。失水达到体重的2%时，人会感到口渴，出现少尿的现象；失水达到体重的10%时，人出现烦躁、全身无力、体温升高、血压下降的症状；若失水高于20%又不能及时补充时，人就会死亡。

（2）少量多次饮水：口渴的时候人们喜欢"豪饮""暴饮"。然而一次饮水量太多，会增加胃肠负担，降低胃酸的杀菌作用，妨碍食物的消化。所以一次饮水量以200 ml为宜。

（3）早晚来杯水，不宜喝烫水：饮水时间可以在早上起床后、晚上睡觉前1~2小时，其他时间可均匀分布。人体经过一晚的睡眠休息，体内水分排泄较多，血液黏稠度较高，容易诱发脑梗死和心肌梗死等心脑血管疾病。在晨起和睡前的空腹状态下，水可以很快被吸收，使机体补充充足的水分，还能促进胃肠蠕动，有利于排便。

（4）不推荐喝含糖饮料：除白开水和淡茶水，外出时也可选择瓶装水。吃饭时可喝一些汤水，如米汤、饺子汤、绿豆汤、菜汤等。

由于饮用含糖饮料会增加龋齿、肥胖和2型糖尿病等的发生风险，故不推荐含糖饮料。含糖饮料是指在饮品制作过程中人工添加单糖（葡萄糖、果糖）或双糖（蔗糖、乳糖或麦芽糖）的饮品，包括含糖的碳酸饮料、果蔬汁饮料、运动饮料、茶饮料、含乳饮料、植物蛋白饮料和咖啡饮料等。

9. 产妇怎样选择汤水?

产妇每天摄入的水量和乳汁分泌量密切相关,因此,产妇要多喝一些汤水。产妇怎样科学合理地喝汤呢?

(1)**餐前不宜喝太多汤**:汤水的营养密度不高,如果过量喝汤会影响其他主食和肉类的摄取,因此,餐前不宜喝太多汤,以保证能量的摄入。

(2)**喝汤的同时要吃肉**:肉汤的营养成分大约只有肉的1/10,为了满足产妇和宝宝的营养需要,应该连肉带汤一起吃。

(3)**不宜喝多油的浓汤**:太浓、脂肪太多的汤不仅会加重产妇的肥胖、堵奶,还会引起婴儿脂肪消化不良性腹泻。因此,产妇在喝汤时最好把上面一层油弃去再喝。煲汤的材料宜选择一些脂肪较低的肉类,如鱼类、瘦

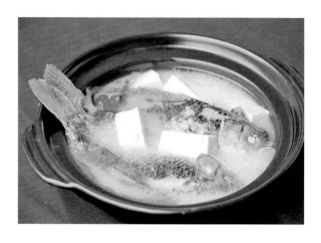

肉、去皮的禽类、瘦排骨等,也可以喝醪糟鸡蛋汤、蛋花汤、豆腐汤、蔬菜汤、豆汤、饺子汤等。

(4)**选用合适的煲汤食材**:可根据产妇身体状况,加入一些补益气血的煲汤食材,如红枣、黄芪、猪肝等。如果乳汁不够,还可加入一些催乳的食材,如黄豆、花生、猪蹄、木瓜等。

(5)**剖宫产产妇宜选用流质、半流质食物**:以肠道排气作为术后可以开始进食的标志,一般以米汤、果汁、鱼汤、肉汤、藕粉、挂面、肠内营养制剂等为主,分少量多次给予,忌用牛奶、豆浆、大量蔗糖等产气多的食品、高蛋白饮食。

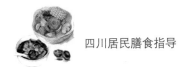

10. 如何理解"如饮酒，应限量"？

我国的酒文化源远流长，素有"无酒不成席"的说法。古代的名人雅士有喝酒助诗兴的传统，现代人在逢年过节、亲友相聚时，更是无酒不欢。四川省是我国产酒大省之一。2016年，四川省白酒年产量位居全国第一位。四川省监测点居民慢性病行为危险因素调查显示，四川居民饮酒率成年男性为68.77%，女性为24.42%，高于全国平均水平（我国成年男性饮酒率为52.6%，女性为12.4%）。白酒除含酒精，几乎不含其他营养素。啤酒、果酒除酒精外，含有少许碳水化合物和B族维生素。以酒精量计算，成年男性和女性一天的饮酒量建议不超过25 g和15 g（见表2-5-4）。

表2-5-4　酒精换算表

酒类	25 g酒精	15 g酒精
啤酒	750 ml*	450 ml
葡萄酒	250 ml	150 ml
38度白酒	75 g	50 g
52度白酒	50 g	30 g

注：*意指750ml啤酒约含25g酒精，余同。引自《中国居民膳食指南（科普版，2016）》。

（1）饮酒应限量：少量喝低度酒有一定的神经兴奋作用，能让人产生愉悦感。红酒中的酚类化合物还具有较强的抗氧化活性。但不恰当饮酒或酗酒则会对健康造成伤害。酒精能使人的判断能力降低，控制能力减弱。加大饮酒量使肌肉协调性降低，反应和语言能力减弱，再加大饮酒量可使人神志不清甚至昏迷。当血液中的酒精浓度达到0.5%以上时，可直接致死。酒精对肝脏有直接的毒性作用。长期过量饮酒与脂肪肝和肝硬化密切相关，与胎儿酒精综合征、痛风、结直肠癌、乳腺癌、心血管疾病等明显相关，会增加高血压、骨质疏松等的发生风险，并可能导致酒精依赖症和成瘾。所以，人们应尽量不喝酒。

（2）**不应饮酒/需控制饮酒人群**：由于醉酒会丧失动作协调能力，驾驶员、机械操作工和从事有危险或潜在危险工作的人员不可饮酒。由于酒精对胎儿脑发育具有毒性作用，且会通过乳汁导致婴儿产生认知功能障碍，因此，妇女在妊娠期间和哺乳期间不可饮酒。儿童和青少年器官功能不完善，对酒精的解毒能力低，应远离所有的含酒精饮料。患肝病、肿瘤、心脑血管疾病、胰腺炎、高甘油三酯血症以及血尿酸过高的人不应饮酒。

（3）**正确的饮酒方法**：①饮优质酒（如白酒），避免假酒、劣质酒；②尽可能饮用低度酒（如啤酒、葡萄酒、黄酒、低度白酒、米酒）；③忌空腹饮酒，提倡先吃菜后饮酒，摄入一定量食物可减少身体对酒精的吸收，"举杯"不"干杯"，不劝酒；④服药期间不饮酒，喝酒时不宜同时饮碳酸饮料（会加速酒精吸收）。

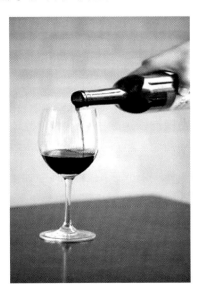

（4）**解酒**：人们常用咖啡或浓茶解酒，其实这样做弊大于利。浓茶和咖啡虽然能够使中枢神经系统兴奋，但同时也有利尿作用，会加重急性酒精中毒时机体失水的程度，对肾脏造成伤害。用咖啡或浓茶解酒，不但对心脏的兴奋作用产生叠加效果，加重心脏负担，而且咖啡和浓茶会进一步加重酒精对胃黏膜的伤害。那到底什么方法可以正确解酒呢？专家的意见是酒后大量饮水或果汁，第二天规律饮食可帮助解酒。当然，根本的办法是不要过量饮酒。

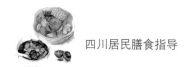

核心推荐六　饮食卫生，杜绝浪费，兴新食尚

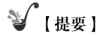【提要】

　　我国拥有悠久的饮食文化，优良的饮食文化是平衡膳食的强有力支撑。新食尚鼓励膳食营养平衡、文明餐饮、珍惜粮食、不铺张浪费、在家吃饭、饮食卫生等优良文化的发展和传承；提倡家庭应按需选购食物，定量备餐；集体用餐时采取分餐制与简餐，文明用餐，反对铺张浪费；倡导人人注意饮食卫生，在家吃饭，与家人一起分享食物和享受亲情。

　　民以食为天，食以安为先。营养是健康的保障，而食品安全是前提，没有食品安全，就根本谈不上营养。阜阳奶粉事件、三鹿奶粉事件、瘦肉精事件、疯牛病事件，还有生活中时常发生的四季豆中毒、野生蘑菇中毒、沙门菌食物中毒、金黄色葡萄球菌食物中毒等，都不断地在提醒和警示我们必须随时关注食品安全！

　　四川人口众多，随着经济发展和工作节奏加快，人们在外用餐次数增多，食物浪费问题越发凸显，食源性疾病的发生情况也不容乐观。因此，兴饮食文明新风、传承中国优良文化、减少食物浪费、常在家吃饭、注重膳食平衡与饮食卫生对促进我国社会可持续发展、保障公众健康具有重要的意义。

【关键推荐】

◎ 选择新鲜卫生的食物和适宜的烹调方式，合理储藏食物。
◎ 食物制备生熟要分开，熟食二次加热要热透，不吃腐败变质的食物。
◎ 珍惜食物，杜绝浪费。
◎ 按需备餐，实行分餐制，常在家吃饭，享受亲情。
◎ 养成阅读食品标签的习惯，合理选择食品。

 【解读】

1. 什么是新食尚？

根据《中国居民膳食指南（2016）》第六条，新食尚包括以下内容：鼓励膳食营养平衡、文明餐饮、不铺张浪费、在家吃饭、饮食卫生等优良文化的发展和传承；提倡家庭应按需选购食物，定量备餐；集体用餐时采取分餐制和简餐，文明用餐，反对铺张浪费；倡导人人应注意饮食卫生，在家吃饭，与家人一起分享食物和享受亲情，以节俭低碳为美德。

2. 为什么要提倡分餐、在家进餐、愉悦进餐？

（1）提倡分餐。

1）分餐方式：分餐即就餐者每人一份饭菜，自己享用，在就餐过程中使用公勺、公筷。目前常见的分餐方式有份餐、套餐、自助餐等。

2）分餐的优点：分餐是保障饮食卫生、平衡膳食、文明用餐的好形式，值得提倡。分餐有以下优点：①预防经口传播疾病，避免共同用餐时个人使用的筷子、勺子接触公众食物，经口、唾液传播一些传染病。②定量取餐、按需进食，既保证营养平衡，又减少浪费。③在聚餐场合或在外用餐（家宴、宴请、会餐等）时，人们往往会过量备餐，若分餐便可以按量取

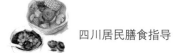

舍，剩余饭菜还可以打包带走。这样既节约了粮食，又减少了浪费，还享受了快乐。④对于儿童来说，分餐有助于学习认识食物、熟悉量化食物，也有助于养成良好的饮食习惯。

（2）在家就餐：2010—2012年中国居民营养与健康状况监测数据显示，随着工业化进程的加快，我国居民在外用餐的比例越来越大。全国6岁及以上的人在外用餐的比例达到了35.5%，城市居民在外用餐的比例高达42.2%，高于农村居民（28.5%），儿童在外用餐比例最高。近年来，四川居民也呈现在外用餐比例增加的趋势。

国外研究发现，在外用餐与肥胖的流行有关。Naska等完成的一项研究纳入了来自11个欧洲国家、年龄在35~64岁的8849名男性和14277名女性的数据，采用24小时膳食回顾法或食物日志法对以上人群的就餐习惯进行了分析。结果表明，在外用餐者与在家就餐者的食物摄入量是不同的。无论是男性还是女性，在外用餐者较在家就餐者摄入更多的饮料、糖、甜品和面包。

选择在家就餐，自己可以挑选新鲜食材进行烹制，能够更好地认识、了解食物特性，掌握调料的使用与配搭，增添许多生活乐趣。与此同时，在家烹调食物更容易控制油盐的使用量，实现"低油低盐"的目标。此外，在家就餐可以改善个人膳食结构，保证食物的多样化，促进儿童和青少年身体发育与个人健康，更重要的是还可以加强家庭成员的沟通，传承尊老爱幼的中华美德，培养儿童和青少年良好的饮食习惯，促进家庭成员的相互理解和情感交流。在家就餐也是保持饮食卫生、平衡膳食、避免食物浪费的简单有效的措施。

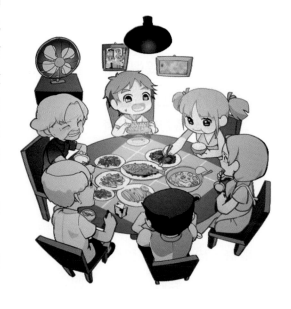

（3）愉悦进餐： 芬兰赫尔辛基大学心理系教授进行的一项研究表明，开心进餐者不易出现饮食紊乱。Wolfson等收集了2007—2010年美国营养与健康调查资料，通过24小时膳食回顾法，Wolfson等获得了9569名20岁以上成人的有关数据，并分析了在家做晚饭的频率与膳食质量的相关性。结果发现，不愉悦进餐对健康有负面影响。如果把愤怒、忧虑、悲伤、惊恐等不良情绪带到餐桌，会影响食欲，不利于食物的消化和吸收，同时也会对就餐者尤其是老年人和孩子的心理造成不良的影响，对健康不利。

③.　如何给学生上食育课？

食育指饮食教育以及通过饮食相关过程进行的各方面的教育。食育包含两个方面：一是饮食知识教育，指通过各种活动来促进学生学习与食物相关的知识，培养其对食物的正确判断能力和良好的饮食行为习惯，使学生能够有健康的饮食生活，从而达到维护健康的目的；二是通过饮食展开教育，即通过饮食相关过程进行德智体美劳各方面的教育，从而使学生拥有健全的人格。

儿童期的饮食习惯会持续到成年，并对人一生的健康产生影响。食物是营养的载体，也是人们饮食文化、生活习惯、生活态度、文明程度的侧写。食育就是要教给学生饮食与生存之道，使其获得正确的膳食营养与食品安全知识，树立正确的饮食观念，培养健康的饮食行为与习惯，传承与发扬优秀的饮食文化。这就要学生在日常生活中自觉做到：摄入食物多样化，一日三餐有规律，少吃零食，不挑食，不边吃边玩，少喝或不喝含糖饮料，不抽烟，不饮酒，多喝白开水，多运动；同时养成勤俭节约、减少浪费、注重饮食卫生、在家吃饭的好习惯。

食育形式多种多样，如知识讲座、漫画、动画等通俗易懂的宣传与教育方式，更重要的是在保障安全的情况下，让学生更多地参与食物的选择与制作，帮助他们了解食物的基本常识和对健康的意义，使其对食物产生心理认同和喜爱，激发他们对食物的兴趣并享受劳动成果。例如家长或幼儿园的老师可带学生去市场选购食物；在节假日可以带学生去农田认识农作物；也可以让学生参与植物的种植，观察其生长过程；还可以让学生参与家庭膳食制

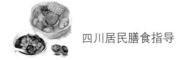

备过程，做一些力所能及的加工活动，如择菜等，使其体会参与的乐趣和获得劳动成果的满足感。

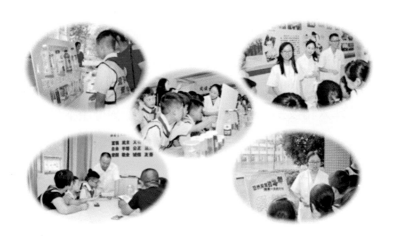

4. 如何读懂预包装食品上的标签？

预包装食品是指预先定量包装或预先定量制作在包装材料和容器中并且在一定量限范围内具有统一的质量或体积标识的食品。比如，我们在超市中买到的饼干、乳制品、油、调味品、瓶装水等。

（1）选购食品要注意食品上的标签：一般预包装食品标签上有食品名称、食品的生产厂家、生产日期、保质期、配料、净含量、营养标签等。食品的配料按含量依次递减排列，就是说排在前面的用料要多些，而后面的用料要少些。一般情况下，制作商在预包装食品标签上会注明储存条件，食品应在要求的温度与时间下保存。食品超过保质期或打开食品包装后发现有异味、腐败变质等异常情况则不能食用。

（2）营养标签包含营养成分表和营养声称：营养成分表中强制标示的内容包括能量、核心营养素（蛋白质、脂肪、碳水化合物、钠）的含量值及其占营养素参考值（NRV）的百分比，见表2-6-1。其他内容可选择标示。营养声称指对食品营养特性的描述和声明，如能量水平、蛋白质含量水平等，包括含量声称和比较声称。国家标准对营养声称的文字描述有严格的规定。

表2-6-1 营养成分表

项目	每100 g或100 ml或每份	营养素参考值%或NRV%
能量	千焦（kJ）	%
蛋白质	克（g）	%
脂肪	克（g）	%
碳水化合物	克（g）	%
钠	毫克（mg）	%

注：引自《食品安全国家标准预包装食品营养标签通则》GB 28050—2011。

NRV%是食品中某营养素的含量与该营养素参考值之比的百分值，其计算公式如下：

$$NRV\% = \frac{X}{NRV} \times 100\%$$

式中：X表示食品中某营养素的含量，NRV表示该营养素的营养素参考值。

NRV仅仅是参考的标准，没有考虑到生理状况、性别、年龄与体力活动等，所以，如果想要更准确地掌握不同人群每人每日营养素摄入量，可以参考《中国居民膳食营养素参考摄入量（2013）》（参见本书附录二）。

5. 如何鉴别食物的新鲜程度？

可通过视、触、闻等方法了解食物的外观、色泽、气味等感官性状来鉴别食物是否新鲜。不同类别的食物，其感官性状不同，鉴别新鲜程度的方法也不同。

（1）**畜肉类新鲜程度的鉴别**：畜肉是牛肉、猪肉、羊肉等的总称。新鲜畜肉有光泽，红色均匀，脂肪呈白色或淡黄色，外表微干或微湿润，不粘手，指压肌肉后的凹陷立即恢复，有一定的弹性，具有畜肉应有的气味。

不新鲜畜肉无光泽，脂肪呈灰绿色，外表极度干燥或粘手，指压后的凹

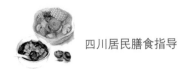

陷不能复原，弹性差，留有明显的痕迹，可能有臭味。

（2）**禽肉类新鲜程度的鉴别**：禽肉指鸡肉、鸭肉、鹅肉等。新鲜的禽肉皮肤光泽自然，表面不粘手，肌肉结实有弹性，有正常固有的气味。

不新鲜的禽肉皮肤凹陷，体表无光泽，头颈部常带暗褐色，皮肤表面湿润发黏或有霉斑，肉质松散、发黏，呈暗红色、淡绿色或灰色，可能有臭味。

（3）**蛋类新鲜程度的鉴别**：鲜蛋的蛋壳坚固、完整、清洁，带有一层粉状物，手摸发涩，手感发沉，灯光透视可见蛋呈微红色。

不新鲜蛋的蛋壳呈灰色或有斑点、裂纹，手感轻，用灯光透视时不透光或有灰褐色阴影。打开常见到蛋清粘壳或者散黄，可能有臭味。

（4）**鱼类新鲜程度的鉴别**：鲜鱼的体表有光泽，鳞片完整、不易脱落，眼球饱满突出，角膜透明清亮，鳃丝清晰呈鲜红色，黏液透明，肌肉坚实有弹性，用手指按压松开后凹陷立即消失，腹部正常，肛孔呈白色、凹陷。

不新鲜的鱼体表颜色变黄或变红，眼球平坦或稍陷，角膜浑浊，鱼鳃颜色变暗，鳃丝粘连，肌肉松弛、弹性差，腹部膨胀，肛孔稍突出，有异味、臭味。

（5）**乳类新鲜程度的鉴别**：新鲜乳为乳白色或稍带微黄色，为均匀的流体，无沉淀、凝块或机械杂质，无黏稠和浓厚现象，具有特有的乳香味，无异味。

不新鲜的乳为浅粉红色或者显著的黄绿色，或是色泽灰暗，呈黏稠而不均匀的溶液状，有乳凝结成的致密凝块或絮状物，有明显的异味。酸奶、奶酪比较耐储存，但酸奶和奶酪其实始终处于发酵过程中，所以时间太长了会变酸、变质，过了保质期就不要食用了。

6. 剩饭剩菜该怎样处理？

家庭用餐最好按需备餐，尽量不要产生剩菜剩饭。

如果剩菜剩饭实在不想扔掉，则首先应冷藏保存，下次食用前必须彻底加热。不同种类的食物可采取不同的加工处理方式。①米饭：可以做成稀饭或与剩菜一起做成烩饭或炒饭。②叶菜类蔬菜：不宜储存和再次加热，应当餐吃完。③瓜果、根茎类蔬菜：可加入肉类再次做成新的菜肴。④肉类：肉类在食用前分成几份，没吃的部分及时放冰箱保存。可以把大块变成小块或者肉丝，加入新鲜蔬菜再次入锅成为新菜，也可以与米饭一起做成炒饭。

值得注意的是，剩菜剩饭虽然可以放在冰箱里保藏，但依然会受到微生物的污染，冷藏或冷冻食物只能减慢微生物的生长速度，但部分微生物仍能生长。将食物放入冰箱内并不能一劳永逸，冰箱更不是"保险箱"。所以剩菜剩饭一定要及时冷藏，在食用前要彻底加热，尽快食用完毕，务必保证食用安全。

❼. 野生蘑菇为什么不能随便吃？

目前，我国的食用蘑菇有900余种，有毒蘑菇有400余种。由于生长条件的差异，不同地区发现的有毒蘑菇的种类、大小、形态不同，所含毒素亦不一样。有毒蘑菇的有毒成分十分复杂，一种有毒蘑菇可以含几种毒素，而同一种毒素又可以存在于数种有毒蘑菇之中。

有毒蘑菇含有毒肽等有毒物质，而且有的有毒蘑菇与普通蘑菇相似，极不容易辨认。有的人抱有侥幸的心理，认为野生蘑菇既有营养又味道鲜美，便擅自采摘或购买，烹调加工后食用。但他们不知野生蘑菇中许多都是有毒的（如灰花纹鹅膏菌、亚稀褶黑菇等），而且有些毒素没有解药，普通烹调加工也不能破坏毒素，故食用有毒蘑菇中毒病死率非常高，对人体健康危害极大。

目前，对有毒蘑菇的鉴定仍然是一个世界难题，识别有毒蘑菇唯一可靠的方法是做物种鉴定，通过分析化学或分子生物学的方法开展毒素测定或者基因测序才能肯定。目前，我国已经发现400多种有毒蘑菇，尚无任何一种辨别方法可以作为普适标准，所以千万不要采摘和食用不认识的野生蘑菇。

食用野生蘑菇中毒多发生在高温多雨的夏秋季，以家庭散发为主。中毒类型可分为胃肠型、神经精神型、溶血型、肝肾损害型、类光过敏型、横纹肌溶解型等六种。肝肾损害型死亡率很高。

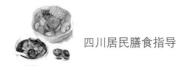

四川省每年都有吃野生蘑菇（如秋生盔孢伞，图2-6-1）死亡的事件发生，所以大家千万不要为了所谓的新鲜美味丢了性命。

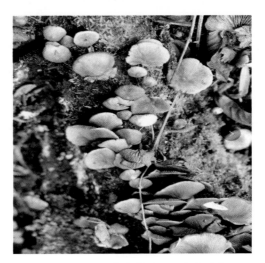

图2-6-1　有毒蘑菇：秋生盔孢伞

8. 如何正确储存食品？

新鲜的食物水分多，营养也比较充足，但储存时间过长，就会由于自身内部的化学反应以及微生物生长繁殖而发生变化。如肉、鱼、蛋类腐败变质，某些细菌、霉菌大量生长繁殖会导致食物中的油脂氧化发生酸败，某些食物成分分解产生有害成分等。

食物性状不同，储存的方法有差异。常见的储存方法有低温储藏，加热，盐、糖、酸腌制，干燥等，其中，低温储藏是保存食物最为常用的一种方法。常用冰箱的冷藏温度是0~5℃，冷冻温度为-23~-12℃。但是冷藏或冷冻食物只能减慢细菌的生长速度，部分细菌仍能生长。且不同种类食物的储藏方法及温度也有一定的差异。美国食品药品管理局（FDA）就食物在冰箱中冷藏储存给出了一个食物储存安全表（见表 2-6-2）。4~60℃是食物容易变质的危险温度范围，应尽可能地减少食物在此温度范围的时间（见表2-6-2）。

表2-6-2　不同食物安全储存的条件

食物		保存时间	
		冷藏（0~4℃，天）	冷冻（≤-18℃，月）
肉类	牛肉/猪肉	1~2	3~4
	猪排	3~5	4~6
	肉馅	3~4	1
	心、肝、肾、肠、舌	1~2	3~4
	瘦鱼（如鳕鱼）	1~2	6
	肥鱼（如三文鱼）	1~2	2~3
	鲜虾	1~2	3~6
	全鸡	1~2	12
	鸡胸、鸡腿等	1~2	9
加工肉制品	牛排及烤肉	3~5	4~6
	午餐肉	3~5	1~2
	香肠	1~2	1~2
谷类	生面团	不可冷藏	2
熟食	炖肉	3~4	2~3
	煮蛋	7	不可冷冻
	熟肉	3~4	2~3
奶类	牛奶	5	1
	奶油	3~5	4
	酸奶	7~10	不可冷冻
	冰淇淋	不可冷藏	2~4
蛋类	带壳鲜蛋	28~35	不可冷冻

注：引自https://www.fda.gov Science and Our Food Supply: Food Safety A to Z Reference Guide, refrigerator/freezer storage chart。http://www.cd120.com/htmlnewshuiyizhuanlan/72767.jhtml。

（1）**新鲜蔬菜与水果的储存**：含水比较多，易腐烂变质，应及时吃，不宜存放过久。

（2）**粮食的储存**：应放在低温、避光、通风、干燥的地方，应防蝇、防鼠、防虫，避免农药等化学物的污染，防止粮食发霉、腐败、变质。

（3）**生肉的储存**：可以通过冷冻保藏。肉类尽量做到按需备餐，不要

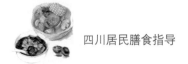
大量购买、存放。购买后，可以将其切成小块分别装袋后放入冰箱冷冻室，食用时取出一袋。动植物油应避光，避免太阳直晒与高温，不宜放置过久，防止油脂酸败。

（4）**肉制品的储存**：应根据其制作工艺和物理性状分类储存。①肉松类、肉干类和肉脯类以及火腿肠、罐头等常温保存即可，开封后应尽快食用，没吃完的最好放进冰箱冷藏室。②酱卤类肉制品（比如酱肉、卤猪蹄等）需要全程冷藏，冷藏温度在4℃以下。如果想较长时间保存，也可冷冻，但是解冻后口感会下降。③家庭烹调的带肉菜（如炒肉丝、炖肉等）需要一直放在冰箱的冷藏室，温度保持在4℃以下。

（5）**熟食的储存**：熟食要加盖、密封后及时分层冷藏（最好在5℃以下），不能与蔬菜、水果、生食混放一起。

（6）**预包装食品的储存**：饼干、薯片、糖果等预包装食品应仔细阅读食品标签，按要求储存，不要超过食品的保质期。若发现食品有异味或变质，则不要食用。

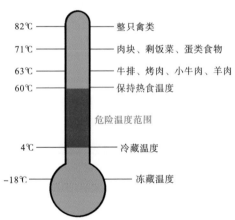

图2-6-2　安全烹饪和储藏食物的温度

9. 喝豆浆会中毒吗？

豆浆内含有胰蛋白酶抑制剂与皂苷，如果豆浆加热不彻底，这些有害物质未被完全破坏，饮用后会造成中毒。中毒后的潜伏期一般为30分钟至1个小时，主要表现为恶心、呕吐、腹胀、腹泻，可伴有腹痛、头晕、乏力等症状，一般不发热且病情较轻。

豆浆要彻底煮熟煮透。特别要注意：当豆浆加热到一定程度时，豆浆会出现较多泡沫，此时是"假沸腾"，并没有煮熟，应继续加热豆浆保持沸腾8～10分钟才能煮熟。否则易发生食物中毒。豆浆量大或较稠时，一定要把豆浆搅拌均匀，防止烧煳锅底，影响热力穿透。

⑩ 如何预防常见的食源性疾病？

食源性疾病按致病因子可分为细菌性食物中毒、食源性病毒性感染（如甲肝）、食源性寄生虫性感染（如旋毛虫病、绦虫病和阿米巴痢疾）、化学性食物中毒、真菌性食物中毒（如有毒蘑菇中毒）、动物性食物中毒（如河豚毒素中毒）、植物性食物中毒（如四季豆中毒）。

从2017年四川省的食源性疾病发生情况来看，有毒植物及其毒素类的中毒事件最多，占51.06%，致病菌的致病人数最多，占39.92%，化学性物质和有毒动植物导致的死亡人数最多，均占50%。

日常生活中，食源性疾病的发生主要与生熟食交叉污染、食物加热不彻底、食物储存不当、食品加工人员患病等因素密切相关。食物由生食烹调为熟食的过程中要经过清洗、切配、烹饪、分餐、储存、运输等，其环节比较多，食物在经过这些环节时有可能被微生物或有害物质污染。这就要求加工食物要做到以下几点：

（1）保持清洁卫生：①接触食物前要洗手，准备食品期间还要经常洗手；②便后立即洗手；③清洗和消毒处理食物的所有场所和设备；④避免虫、鼠及其他动物进入厨房和接近食物；⑤不要与有毒有害的物质混放；⑥坚持做到7步洗手法（如图2-6-3所示）。

（2）生熟要分开：①生的畜禽肉、水产、海产食品要与其他食物分开；②处理生的食物要有专用的设备和用具，如刀具和切肉板；③使用独立器皿储存食物以避免生熟食物互相接触。

（3）煮熟热透：①食物要彻底煮熟，尤其是畜禽肉、蛋和水产、海产食品；②汤等要煮开以确保沸腾，肉类和禽类的汁水要变清，而不能是淡红色的；③熟食再次加热要彻底。

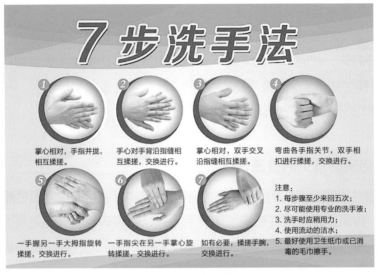

图2-6-3　7步洗手法

高温、高热与适宜的烹调方法可以杀死绝大多数致病性微生物。研究表明，烹调食物达到70℃或以上时食物更安全。因此，彻底煮熟食物是保证食物安全的一个有效手段，尤其是禽、畜、蛋和水产品等微生物污染风险较高的食物。

有些食物含有毒物质，高温烹调可以降低或消除其毒性，比如四季豆含有皂素，豆浆含有胰蛋白酶抑制剂，但通过高温烹调煮熟、煮透后，四季豆与豆浆是可以食用的。但不煮熟，则可能发生食物中毒。

有些食物所含的毒素或有害物质耐高温、高热，不容易被破坏，这种食物不能食用（如霉变的花生、大米、玉米、甘蔗等）。

（4）保持食物的安全温度：①熟食在室温下不得存放2小时以上；②所有熟食和易腐败的食物应及时冷藏（最好在5℃以下）；③熟食在食用前应保持滚烫的温度（60℃以上）；④即使在冰箱中也不能过久储存食物；⑤冷冻食物不要在室温下化冻，化冻后应及时加工处理，不能反复冷冻。

（5）使用安全的水和原材料：①使用自来水或处理过的水；②挑选新鲜和有益健康的食物；③选择经过安全加工的食品，如经过低热消毒的牛奶；④蔬菜和水果要洗净，尤其是生食的蔬菜和水果；⑤不吃超过保质期的食物。

第三部分

平衡膳食实践

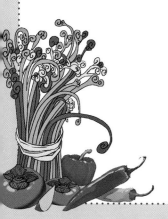

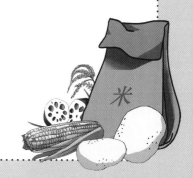

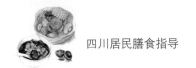

目前，我国已进入中国特色社会主义新时代，人们越来越重视自身的营养健康，国家也从政策层面提出了"健康中国2030"战略。从广泛的健康影响因素入手，以普及健康生活、优化健康服务、完善健康保障、建设健康环境、发展健康产业为重点，把健康融入所有政策，全方位、全周期保障人民健康，大幅提高健康水平。

四川居民膳食具有其独立性、特殊性。本部分通过具体的膳食举例、食物定量，指导四川居民如何掌握食物的用量，促进四川居民改善膳食结构。同时，以四川特色建筑中江北塔为雏形，编制了四川居民平衡膳食宝塔。该膳食宝塔底座为水，上面5层为5类12亚类食物；选择国宝熊猫并将其拟人化描绘出运动的场景；太阳形象意在鼓励人们多进行户外运动、多晒太阳；整体更加生动形象，以鼓励四川居民合理膳食，吃出营养，吃出健康！

本部分介绍了四川几种常见食品的制作方法、特点和适用人群，方便实用、图文并茂，可为四川居民平衡膳食实践提供指导和参考。

一、四川居民平衡膳食宝塔图示及说明

1. 四川居民平衡膳食宝塔图示及说明

人人都知道"民以食为天",人类生存离不开食物。但到底应该怎么吃才好呢?这个看起来简单似乎又高深的问题不是每个人都能一口回答出来的。四川居民平衡膳食宝塔(如图3-1-1所示)将膳食指导图像化,以《中

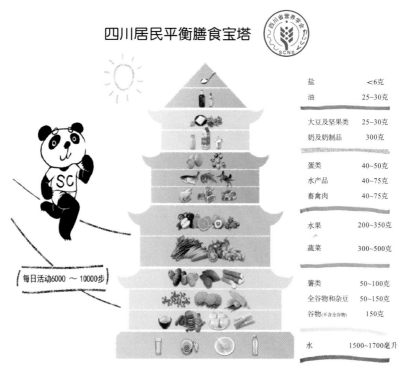

图3-1-1 四川居民平衡膳食宝塔

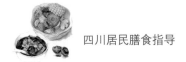

国居民膳食指南（2016）》为参照，结合四川居民的饮食营养状况，简单清晰地将每人每日推荐的5类12亚类食物的平均摄入量、运动量和饮水量显示出来，从下往上食用量依次减少，方便四川居民平衡膳食时参考。

2. 宝塔分层及说明

（1）底座：四川居民平衡膳食宝塔的蓝色底座为水，以示"水是生命之源"，强调其重要性。根据《中国居民膳食营养素参考摄入量（2013）》，成人每日总水适宜摄入量为2700~3000 ml，《中国居民膳食指南（2016）》建议成人每日饮水量为1500~1700 ml，来自食物的水约为1000 ml。常见的含水分多的食物主要有液态奶、豆浆、蔬菜、水果、汤和粥类等。根据中国营养学会饮水建议量，再结合四川人吃饭时爱喝汤，如米汤、饺子汤、菜汤、绿豆汤、肉汤等，故将汤水也像其他饮用水一样，放在最底层。

（2）一至五层：宝塔底座上面的5个颜色层分别代表5类食物，根据各类食物的摄入量及其重要性，从下到上依次为谷薯类、蔬菜和水果类、肉/鱼/蛋类、奶/大豆/坚果类、油盐类，分别用黄、绿、橘红、橙黄、紫色表示，每类食物用同一种颜色显示。每类中的亚类代表食物放在同一层的不同分层中，共12亚类食物，分别放在12个相应的分层内。为了更清晰地表达食物分类和数量，除了宝塔图示，还列出表3-1-1。

（3）熊猫卡通人：提倡成人每天主动运动。

（4）太阳：晒太阳，提倡户外活动。

表3-1-1　四川居民平衡膳食宝塔里推荐的每人每天各类、各亚类食物和用量

层数	类别/颜色	亚类	食物举例	建议摄入量（g或者ml）
底座	水/蓝色	水	白开水、茶水、汤水、瓶装水	1500~1700
颜色层一	谷薯类（黄色）	谷物*（不含全谷物）	大米、面包、馒头、面条	150
		全谷物和杂豆	糙米、全麦粉、小米、玉米、燕麦片，红豆、绿豆、雪豆	50~150
		薯类	芋头、土豆、红薯、紫薯、山药	50~100
颜色层二	蔬菜和水果类（绿色）	蔬菜	胡萝卜、白菜、白萝卜、油菜、菠菜、冬寒菜、西红柿、西蓝花、紫甘蓝、芹菜、莴笋、洋葱、蘑菇	300~500
		水果	苹果、梨、广柑、橘子、橙子、柚子、桑葚、紫葡萄、蓝莓、猕猴桃	200~350
颜色层三	肉/鱼/蛋类（橘红色）	禽畜肉	猪、牛、羊、鸡、鸭、鹅、兔肉	40~75
		水产品	鱼、虾、蟹肉	40~75
		蛋类	鸡蛋、鸭蛋、鹌鹑蛋	40~50
颜色层四	奶/大豆/坚果类（橙黄色）	奶及奶制品	鲜奶、酸奶、奶粉、奶酪	300
		大豆及坚果类	黄豆、黑豆、青豆，豆腐、豆腐干、腐竹、核桃、花生、板栗、杏仁、南瓜子、葵瓜子、腰果、开心果	25~35
颜色层五	油盐类（紫色）	油	菜籽油、玉米油、橄榄油、亚麻籽油	25~30
		盐	盐	<6

注：1.以上列举的食物是四川居民生活中常见的食物。2.所有食物的重量都是食物的生重，即食物原材料的重量。3.*表示此处谷物不包括全谷物，全谷物和杂豆另列一类。

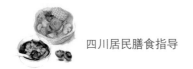

二、四川居民平衡膳食实践记录

　　24小时膳食记录可了解全天食物的摄入量，可用于家庭中个体/集体食物消费状况的调查，也可用于疾病人群（特别是糖尿病、高血压、肥胖、癌症等）对自身进食情况进行详细记录，帮助临床医生在诊疗过程中判断患者饮食摄入是否满足机体需求。近年来，在全国性的入户调查中，个体食物摄入状况调查均采用此方法记录个体消耗的所有食物量（在外用餐也包括在内），计算每人营养素的摄入量，可以得到比较准确的结果。记录方式见表3-2-1。为了便于居民快速学会如何记录，下面列举了一份详细的24小时膳食记录，见表3-2-2。

表3-2-1　24小时膳食记录

餐次	食物/菜肴名称	食物种类	重量（生重） （单位：g）	烹饪方式	进食地点
早餐					

餐次	食物/菜肴名称	食物种类	重量（生重）（单位：g）	烹饪方式	进食地点
加餐					
午餐					
加餐					
晚餐					
加餐					

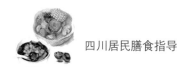

表3-2-2 24小时膳食举例

餐次	食物/菜肴名称	原料	重量（生重）（单位：g）	烹饪方式	进食地点
早餐	牛奶	牛奶	300	—	家
	鸡蛋	鸡蛋	50	煮、蒸等	
	荞麦馒头	苦荞麦粉	50	煮、蒸等	
		小麦粉（标准）	15	煮、蒸等	
	凉拌黄瓜	黄瓜	100	拌	
		芝麻油	3	拌	
加餐	苹果	苹果	200	—	单位
午餐	红豆米饭	稻米	50	煮、蒸等	单位
		红豆	25	煮、蒸等	
	青椒鸡丝	青椒	100	炒	
		鸡肉	75	炒	
	清炒时蔬	莴笋叶	150	炒	
	炒菜用油	植物油	13	炒	
加餐	橙子	橙子	150	—	单位
晚餐	清蒸鳜鱼	小白菜	100	蒸	单位
		鳜鱼	75	蒸	
	豌豆尖豆腐汤	豌豆尖	150	煮	
		豆腐	50	煮	
	炒菜用油	植物油	10	煮	
加餐	核桃	核桃	10	坚果	家

三、估计食物能量摄入量

量化食物是理解和实践膳食指南的重要手段。在实际生活中，大家普遍缺乏估计食物能量的经验。因此，笔者设计了估计食物能量摄入量表（见表3-3-1）。借助某些辅助工具，如标注规格的勺、碗、盘等，将食物的量形象化、具体化，并计算出一份大约含90 kcal能量食物的重量，帮助居民把握食物用量、估计食物能量，以便将食物交换份和平衡膳食的理念落到实处。但这种食物半定量估计方法始终存在着各种不可避免的误差，因此，最好自备食物秤。食物秤可准确称量食物重量，结合食物成分表可计算能量和营养素的摄入量，有效完成不同能量需求的饮食记录及做出相应调整。

表3-3-1 估计食物能量摄入量表

食物类别			定量估计	尺寸	重量		在《中国食物成分表》中的编码
					生重*	可食部	
水			水 27 g稻米（生），27 g米做的饭（熟）	1瓶水 330 ml	—	—	—
谷薯类	谷类	稻米	27 g稻米（生），27 g米做的饭（熟）	1平碗米饭约50 g 高度：5.3 cm 直径：11 cm	27 g	27 g	稻米（均值） -01-2-001
		小麦粉	25 g小麦粉，25 g小麦粉做的馒头	—	25 g	25 g	小麦粉 -01-1-201

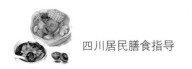

四川居民膳食指导

续表3-3-1

食物类别			定量估计	尺寸	重量		在《中国食物成分表》中的编码
					生重*	可食部	
谷薯类	薯类	土豆	 土豆	土豆约18片（薄）	111 g	100 g	土豆 -02-1-101
		芋头	 芋头	芋头约3个	161 g	141 g	芋头 -04-7-203
		红薯	 整块红薯（左），小块红薯（右）	红薯约6小块	148 g	133 g	红薯 -02-1-205
		山药	 山药	山药约8条	158 g	131 g	山药 -04-7-104
	蔬菜类	胡萝卜	 胡萝卜	胡萝卜约4小根	281 g	273 g	胡萝卜 -04-1-204
		白萝卜	 白萝卜	约2/3个	563 g	529 g	白萝卜 -04-1-112

续表3-3-1

食物类别		定量估计	尺寸	重量		在《中国食物成分表》中的编码
				生重*	可食部	
蔬菜类	莴笋	莴笋	莴笋约4段	600 g	372 g	莴笋 -04-5-324
	南瓜	1小圈南瓜（左），小块南瓜（右）	南瓜约28小块	391 g	333 g	南瓜 -04-3-213
	茄子	茄子	茄子满一盘	391 g	364 g	茄子（均值） -04-3-101
	洋葱	洋葱	约3瓣	225 g	203 g	洋葱 -04-4-301
	芹菜（茎）	芹菜茎	芹菜茎满一盘	692 g	692 g	芹菜茎 -04-5-331
水果	橘子	橘子	橘子约1.3个，约16瓣	214 g	167 g	橘子 -06-4-208
	苹果	苹果	苹果约2/3个，5瓣	170 g	144 g	苹果（均值） -06-1-101

续表3-3-1

食物类别		定量估计	尺寸	重量		在《中国食物成分表》中的编码
				生重*	可食部	
水果	葡萄	葡萄	葡萄约17颗	200 g	172 g	葡萄（均值）-06-3-101
	香蕉	香蕉	大香蕉约1/2根	97 g	57 g	香蕉 -06-5-033
	梨	梨	梨约2/3个，6小瓣	176 g	145 g	梨（均值）-06-1-201
畜禽肉	猪肉	瘦猪肉（左），肥瘦猪肉（中），肥猪肉（右）	瘦猪肉约一块麻将大小，肥瘦猪肉约1/3块麻将大小，肥猪肉约1/4块麻将大小	瘦猪肉63 g，肥瘦猪肉23 g，肥猪肉11 g	瘦猪肉63 g，肥瘦猪肉23 g，肥猪肉11 g	瘦猪肉 -08-1-110，肥瘦猪肉 -08-1-101，肥猪肉 -08-1-102
	羊肉	羊肉	羊肉约两手指宽，3片	91 g	91 g	羊肉 -08-3-107
	排骨	排骨	排骨约2小块	32 g	23 g	猪小排 -08-1-119

续表3-3-1

食物类别		定量估计	尺寸	重量		在《中国食物成分表》中的编码
				生重*	可食部	
畜禽肉	鸡肉	鸡胸脯肉（左），鸡肉均值（右）	鸡胸脯肉约手掌大小1块，鸡肉均值约1块麻将大小	鸡胸脯肉68 g，鸡肉（均值）54 g	鸡胸脯肉68 g，鸡肉（均值）36 g	鸡胸脯肉-09-1-108，鸡肉（均值）-09-1-101
	鸭肉	鸭胸脯肉（左），鸭肉均值（右）	鸭胸脯肉约手掌大小2块，鸭肉均值约1/2块麻将大小	鸭胸脯肉100 g，鸭肉均值38 g	鸭胸脯肉100 g，鸭肉均值26 g	鸭胸脯肉-09-2-104，鸭肉均值-09-2-101
	兔肉	兔肉	兔肉约手掌大小1块	88 g	88 g	兔肉-08-9-004
水产品	鱼肉	鱼肉	鱼肉约5薄片	86 g	50 g	鱼肉-12-1-226
	虾	虾	大虾约4只	97 g	59 g	虾-12-2-106
蛋类		鸡蛋	鸡蛋1个	63 g	55 g	鸡蛋-11-1-101

续表3-3-1

食物类别		定量估计	尺寸	重量		在《中国食物成分表》中的编码
				生重*	可食部	
奶及奶制品		牛奶（左），酸奶（右）	牛奶约2/3杯，酸奶约1/2杯，一杯为200 ml	牛奶167 g，酸奶125 g	牛奶167 g，酸奶125 g	牛奶-10-1-101，酸奶-10-3-001
大豆及坚果类	大豆	豆腐 1/3大块豆腐（上），8小块豆腐（下）	豆腐约1/3大块，约8小块	107 g	107 g	豆腐（均）-03-1-301
		豆腐干 豆腐干	豆腐干约1块	46 g	46 g	豆腐干（均值）-03-1-510
		黄豆 黄豆	黄豆约1小碟	23 g	23 g	黄豆-03-1-101
	坚果	花生 去壳花生（左），带壳花生（右）	带壳花生约13颗	29 g	15 g	花生-07-2-002

续表3-3-1

食物类别			定量估计	尺寸	重量		在《中国食物成分表》中的编码
					生重*	可食部	
大豆及坚果类	坚果	葵瓜子	葵瓜子	带壳瓜子约60颗	15 g	7 g	葵瓜子 -07-2-006
		核桃	核桃	核桃约2颗	27 g	12 g	核桃 -07-1-003
油盐		油	植物油	油约1平勺	10 g	10 g	油 -19-2-011
		盐	食盐左（6 g），食盐右（2 g）	一平勺约为 6 g／2 g	6 g／2 g	6 g／2 g	食盐

注：1. * 指一份大约含90 kcal能量的食物（除水、盐外）的生重。2. 图里的圆珠笔长度为15 cm, 可作为生食物参照的尺度。

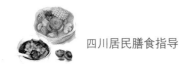
四、食物交换份

1. 概念

食物交换份在国内外普遍用于食谱编制，其特点是简单、实用、易于操作。1个食物交换份指提供相同能量（90 kcal）的各种食物的重量（见表3-4-1至表3-4-8）。根据不同能量需要，按蛋白质、脂肪和碳水化合物的合理分配比例，计算出各类食物的交换份数或实际重量，并按每份食物等值交换表选择食物。

2. 应用原则

使用食物交换份时只能在同类食物之间互换，以粮换粮，以肉换肉，以豆换豆，不宜跨类交换，否则将增大营养素含量的差别和不确定性，影响食谱配制。健康人可根据具体情况及营养要求，计算出每日所需的总能量和三大营养素（碳水化合物、脂肪、蛋白质）的量，再参照交换表，在同类之间选择自己喜欢和适宜的食品种类及份数，制定出全天的食谱。

表3-4-1　等值肉/蛋/奶类交换表（每份提供能量90 kcal）

食物名称	交换份重（g）	食物名称	交换份重（g）	食物名称	交换份重（g）
猪瘦肉	63	火腿	27	生蚝	158
牛瘦肉	85	鲢鱼	90	蟹肉	145
鸡肉（均值）	54	带鱼	71	鱿鱼	120

续表3-4-1

食物名称	交换份重（g）	食物名称	交换份重（g）	食物名称	交换份重（g）
鸭肉（均值）	38	鲑鱼	77	鸡蛋	63
兔肉	88	草鱼	80	鸭蛋	50
羊瘦肉	76	鲫鱼	83	松花蛋（鸡蛋）	51
大排	32	鳊鱼	67	鹅蛋	46
烤鸡	38	黄鱼	93	咸鸭蛋	47
火腿肠	42	基围虾	89	鹌鹑蛋	56
香肠	18	对虾	97	牛乳	167
酱牛肉	37	罗非鱼	92	酸奶	125

表3-4-2　等值粮谷类交换表（每份提供能量90 kcal）

食物名称	交换份重（g）	食物名称	交换份重（g）	食物名称	交换份重（g）
强化蛋白通心粉	26	玉米（鲜）	80	薏米面	26
小麦粉	25	玉米糁	28	荞麦面	26
大麦（元麦）	28	黑大麦	28	燕麦	27
挂面	25	青稞	26	花卷	42
面条（生，代表值）	30	小米	25	馒头	38
龙须面（鸡蛋）	26	小米面	25	烧饼（加糖）	30
黑米	26	荞麦（黄）	27	油条	23
方便面	19	高粱米	25		
稻米	26	薏米（带皮）	28		

表3-4-3 等值饼干/面包类交换表（每份提供能量90 kcal）

食物名称	交换份重（g）	食物名称	交换份重（g）	食物名称	交换份重（g）
花生酱饼干	25	汉堡面包	35	白面包（吐司）	35
达能牛奶香脆	25	燕麦面包	35	苏打饼干	35
达能闲趣饼干	25	面包（粗面粉）	35	荞麦面包	35
裸麦粉粗面包	35	面包（黑麦粉）	35	棍子白面包	35
达能阳光早餐饼干	25	面包（80%燕麦粒）	35	膨化米脆饼	35
面包（混合谷物）	35	面包（高纤维）	35	白面包	35
面包（黑麦粒）	35	面包（全麦粉）	35		
高钙达能饼干	25	白小麦粉面包	35		

表3-4-4 等值薯类及其制品交换表（每份提供能量90 kcal）

食物名称	交换份重（g）	食物名称	交换份重（g）	食物名称	交换份重（g）
洋芋（马铃薯）	111	红苕（红薯）	85	芋头	161
洋芋（烤）	129	山药（鲜）	158		

表3-4-5 等值干豆及坚果交换表（每份提供能量90 kcal）

食物名称	交换份重（g）	食物名称	交换份重（g）	食物名称	交换份重（g）
黄豆（大豆）	23	花豆（干）	27	松子（生）	14
黑豆（干）	22	芸豆（干，红）	27	杏仁	16
青豆（干）	23	蚕豆（干）	27	腰果（熟）	15
豆腐（代表值）	107	扁豆（干）	27	榛子（熟）	14
豆腐干（代表值）	46	豇豆（干）	27	花生（鲜）	28
绿豆	27	豌豆（干）	27	葵瓜子	15
赤小豆	28	核桃（干）	14	开心果（熟）	14

表3-4-6 等值鲜豆及蔬菜交换表（每份提供能量90 kcal）

食物名称	交换份重（g）	食物名称	交换份重（g）	食物名称	交换份重（g）
白萝卜（鲜）	563	茄子（代表值）	391	油菜	642
胡萝卜	281	西葫芦	474	西兰花	333
扁豆（月亮菜）	220	丝瓜	450	芹菜茎	409
蚕豆（鲜）	81	蒜苗（黄）	375	茼蒿（鲜）	375
荷兰豆	300	洋葱（鲜）	225	生菜（叶用莴苣）	750
豌豆（带荚，鲜）	81	韭黄	375	竹笋（鲜）	391
四季豆（菜豆）	375	大白菜（代表值）	450	百合（鲜）	54
黄豆芽	191	瓢儿白	500	莴笋叶	600

表3-4-7 等值水果交换表（每份提供能量90 kcal）

食物名称	交换份重（g）	食物名称	交换份重（g）	食物名称	交换份重（g）
苹果（代表值）	170	柿	122	芒果	257
梨（代表值）	176	桑葚（红）	164	杨桃	290
桃（代表值）	214	橙	188	枇杷	220
杏	237	橘	214	火龙果	164
冬枣	80	柚（文旦）	214	榴梿	60
樱桃	196	菠萝（凤梨）	205	香蕉（甘蕉）	97
葡萄（代表值）	200	桂圆	127	西瓜（代表值）	290
石榴（代表值）	125	荔枝	127	哈密瓜	265

3-4-8 等值奶类交换表（每份提供能量90 kcal）

食物名称	交换份重（g）	食物名称	交换份重（g）	食物名称	交换份重（g）
牛乳（均值）	167	酸奶（均值）	125	酸奶（脱脂）	158
全脂牛奶粉	18	酸奶（中脂）	141		

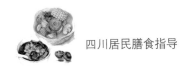

五、四川居民平衡膳食食谱举例

人体能量消耗主要用于维持基础代谢、体力活动、食物热效应，其中体力活动是决定人体能量需求及能量消耗的重要因素。全天能量需求量为基础代谢能量消耗与体力活动能量消耗之和。根据劳动强度将体力活动分为轻体力活动、中体力活动、重体力活动，见表3-5-1。

表3-5-1　成人能量需要量

活动水平	职业工作时间分配	工作内容举例	年龄	能量推荐（EER, kcal/d）	
				男	女
轻	75％时间坐或站立，25％时间站着活动	办公室工作、修理电器钟表、售货员、酒店服务员、化学实验操作、讲课等	18～	2250	1800
			50～	2100	1750
			65～	2050	1700
			80～	1900	1500
中	40％时间坐或站立，60％时间进行特殊职业活动	学生日常活动、机动车驾驶、电工安装、车床操作等	18～	2600	2100
			50～	2450	2050
			65～	2350	1950
			80～	2200	1750
重	25％时间坐或站立，75％时间进行特殊职业活动	非机械化农业活动、炼钢、舞蹈、体育运动、装卸、采矿等	18～	3000	2400
			50～	2800	2350

根据不同的能量标准，选择合适的能量级进行膳食配餐，制订平衡膳食计划，供个人或者集体供餐单位制作食谱参考。下面以轻体力活动人群食谱举例：轻体力活动女性一日参考食谱举例及营养成分分析见表3-5-2、表3-5-3，轻体力活动男性一日参考食谱举例及营养成分分析见表3-5-4、表3-5-5，参考实物图见图3-5-1至图3-5-6。

表3-5-2　轻体力活动女性一日参考食谱举例（1800 kcal）

餐别	食物/菜肴名称	原料	重量（g）	三餐能量构成比（%）
早餐	酸奶	酸奶（均值）	150	31.9
	杂粮馒头	小麦粉（标准粉）	75	
		玉米面（黄）	25	
	烩生菜	生菜	150	
	鸡蛋	鸡蛋	50	
	早餐用油	橄榄油	5	
午餐	米饭	稻米（均值）	100	35.4
	炒牛柳	牛肉（里脊）	80	
	芹菜炒香干	芹菜茎	100	
		豆腐干（香干）	50	
	烩小白菜	小白菜	150	
	午餐用油	菜籽油	10	
晚餐	米饭	稻米（均值）	100	32.7
	清蒸鲈鱼	鲈鱼	100	
	烩西兰花	西兰花	100	
	烩茄条	茄子（紫皮）	150	
	晚餐用油	花生油	10	
全天	烹调用盐	精盐	6	

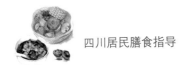

表3-5-3 轻体力活动女性一日参考食谱营养成分分析（1800 kcal）

宏量营养素				微量营养素			
三大营养素	含量（g）	能量（kcal）	供能比（%）				
蛋白质	86	345	19.5	维生素B₁	0.9 mg	钠	2239.4 mg
				维生素B₂	1.2 mg	钾	2127.4 mg
脂肪	41	389	21.2	叶酸	270.8 μgDFE	钙	953.0 mg
				烟酸	18.3 mgNE	磷	1309.3 mg
碳水化合物	262	1049	59.3	维生素C	132.5 mg	铁	23.6 mg
				维生素E	20.1 mg	锌	15.1 mg
合计	—	1783	100	—	—	—	—

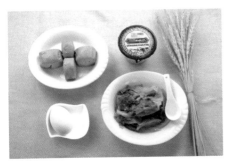

图3-5-1　早餐食谱图示（544 kcal）

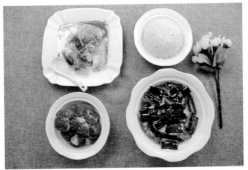

图3-5-3　晚餐食谱图示（612 kcal）

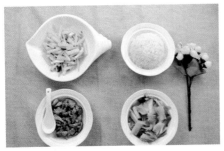

图3-5-2　午餐食谱图示（644 kcal）

表3-5-4　轻体力活动男性一日参考食谱举例（2250 kcal）

餐 别	食物/菜肴名称	原料	重量（g）	各餐能量构成比（%）
早餐	馒头	小麦粉（标准粉）	60	24.5
	牛奶	牛乳（均值）	250	
	煮鸡蛋	鸡蛋（均值）	60	
	拌黄瓜	黄瓜	200	
		芝麻酱	15	
早加餐	面包	面包（均值）	35	4.2
午餐	米饭	稻米（均值）	100	29.5
	清炒瓢儿白	瓢儿白（瓢儿菜）	200	
	胡萝卜烧肉	胡萝卜（红）	100	
		猪肉（瘦）	80	
	午餐用油	菜籽油（清油）	15	
午加餐	苹果	苹果（均值）	250	6.6
晚餐	米饭	稻米（均值）	100	28.9
	清炒西葫芦	西葫芦	150	
	甜椒肉丝	甜椒（灯笼椒）	150	
		鸡胸脯肉	80	
	晚餐用油	菜籽油（清油）	15	
晚加餐	酸奶	酸奶（均值）	200	6.3
全天	烹调用盐	精盐	6	

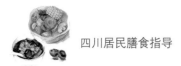

表3-5-5　轻体力活动男性一日参考食谱营养成分分析（2250 kcal）

宏量营养素				微量营养素			
三大营养素	含量（g）	能量（kcal）	供能比（%）				
蛋白质	89	355	15.8	维生素B₁	1.4 mg	钠	2993 mg
				维生素B₂	1.5 mg	钾	3115 mg
脂肪	72	647	29.0	叶酸	275.3 μgDFE	钙	1030 mg
				烟酸	24.3 mgNE	磷	1452 mg
碳水化合物	309	1238	55.2	维生素C	182.5 mg	铁	31 mg
				维生素E	36.5 mg	锌	14 mg
合计	—	2240	100				

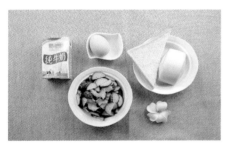

图3-5-4　早餐及早加餐食谱图示
（646 kcal）

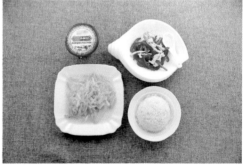

图3-5-6　晚餐及晚加餐食谱图示
（792 kcal）

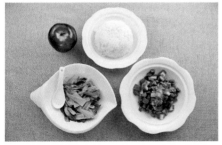

图3-5-5　午餐及午加餐食谱图示
（812 kcal）

六、四川几种特色食品制作

1. 谷薯类

（1）杂粮饭： 杂粮饭是将各种杂粮合理搭配烹制成的饭食。下面以五谷杂粮饭为例进行阐述，在实际应用当中，杂粮种类可根据口味自行调整，也可以熬粥，做成八宝粥和腊八粥。

原料： 大米、糯米、小米、黑米、燕麦、荞麦、红豆、黑豆、绿豆、大枣等，各种食材适量，建议粗粮约为细粮的1/3。

做法：

1）将黑米、黑豆、红豆、燕麦、荞麦等原料洗净后用冷水浸泡过夜。

2）将大米、糯米、小米、大枣洗净后与浸泡好的其他食材一起放入电饭煲，加水量比煮纯米饭的水量多一格。

3）启动电饭煲煮饭程序，煮饭结束后焖10~20分钟再打开锅盖，即可食用。

提示：

1）烹饪简单，谷豆搭配，营养互补。

2）煮杂粮粥或八宝粥时，加入适量魔芋精粉或颗粒魔芋，可使粥变得黏稠好吃。

3）腊八粥不只是腊八节的标

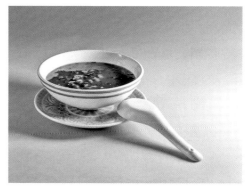

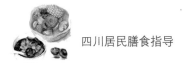

志食品，建议列入家庭常规正餐。

4）杂粮饭可作为"三高"人群的常规主食。

（2）土豆泥：土豆在四川是很受欢迎的一种薯类。土豆泥是一种老少皆宜的菜肴。

原料：土豆 3个（约250 g）、杂蔬（备好的胡萝卜粒、豌豆、玉米粒）适量、大蒜1瓣、姜2片、盐1 g、十三香粉1 g、油3 g。

做法：

1）土豆洗净、切块后煮熟或蒸熟。

2）将熟的土豆块碾成泥状，碾得越细越好。

3）热锅，加入油，放入姜蒜末炒香。

4）加入十三香粉和盐调味。

5）关火，趁着余温倒入土豆泥，将其与杂蔬翻炒混匀，起锅装盘。

提示：

1）色香味俱全，老少皆宜，可作为日常菜肴或三餐外的补充零食。

2）另外一种做法：将土豆泥加牛奶（或奶酪），用少量盐、糖、胡椒粉调味而成。

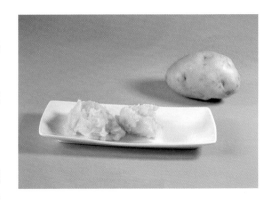

（3）燕麦能量棒：燕麦能量棒是由燕麦、坚果等制成的方便食品。

原料：燕麦70 g、低筋小麦粉30 g、面粉20 g、各种坚果和果脯（如杏仁、核桃仁、南瓜子、松子、芝麻、葡萄干、蓝莓干、红薯干等）约40 g、蜂蜜约60 g。成品可供两人食用。

做法：

1）先将坚果切成大颗粒状，不需要切太碎。

2）在烤盘里铺锡箔纸，把生燕麦铺上面，180 ℃烘烤约15分钟，中间拿出搅拌一次；如果坚果类是生的，就和燕麦一起放烤箱里烤熟；同时将小麦粉和面粉烤熟；烤好后取出，将它们混合。

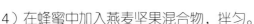

3）将蜂蜜倒入锅中，用中火加热至蜂蜜沸腾冒泡，加入果脯，约1分钟后关火。

4）在蜂蜜中加入燕麦坚果混合物，拌匀。

5）把混合物倒入铺好烘焙纸的烤盘容器内，用力压紧、压平。

6）放入冰箱冷藏数小时，等蜂蜜凝固后，用锋利的刀切块，即可食用。

提示：

1）可根据个人喜好选用坚果，食物多样搭配。

2）携带食用方便，可迅速补充能量，尤其适合重体力劳动者和饥饿者补充能量用。

3）可搭配牛奶、鸡蛋，适合当作学生、上班族的早餐。

4）成品约220 g，可供两人食用。

5）需要控制能量和添加糖摄入量的人群（如肥胖和糖尿病患者）可品尝，但要少吃。

（4）醪糟红糖鸡蛋：由醪糟（糯米发酵后制成）、鸡蛋等制成的美味食品。

原料：鸡蛋2个、醪糟25 g、干红枣3个、糯米粉50 g、红糖20 g。

做法：

1）将大半碗清水放入锅中，加入红糖和大枣，大火

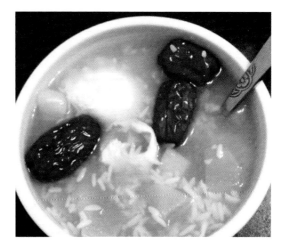

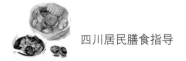

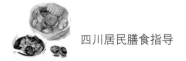
煮，接近煮沸时改为小火。

2）将新鲜鸡蛋打破，沿锅边轻轻放入锅内，待鸡蛋凝成白色团块时用锅铲轻轻将其剥离锅底。

3）将事先用糯米粉和团捏成的小球或切成的小块加入锅中，开中火。

4）当鸡蛋团块变硬、糯米小汤圆浮出水面时，即可起锅食用。

提示：

1）适合产妇作为早餐或间餐食用。许多南方地区都有产妇食用醪糟红糖鸡蛋的习俗。

2）适用于大病初愈、身体虚弱、贫血者，以及需要养颜者。

2. 奶类、大豆及制品

（1）家庭自制酸奶。

原料：牛奶、酸牛奶（作为菌种）。

做法：

1）用具准备：奶锅、汤锅、勺子、带盖瓷杯或玻璃瓶等用具放在汤锅中煮沸10分钟进行灭菌。

2）牛奶准备：将鲜奶煮沸5分钟进行灭菌，要吃甜味酸奶可在煮沸时加一定量的白糖，然后用水冷却或自然冷却到不烫手的温度（40℃左右）即可。

3）接种：将购买来的酸牛奶以1:10的比例加入温牛奶，用勺子搅拌均匀，然后分装在已灭菌的瓷杯或玻璃杯中，加盖密封。

4）发酵：夏季置于室温下培养发酵4~6小时，冬季则可将奶杯置于约40℃的温水浴中6~8小时，至奶液凝固。

5）冷藏后熟：待酸奶冷却后，放入2~5℃的冰箱中冷藏2~4小时即可食用。

提示：

1）整个制作过程中要保持清洁卫生，用具要彻底消毒，严防杂菌污染。

2）保温发酵和冷藏后熟时间可视情况而定。发酵好的酸奶外观呈乳白色或稍带黄色，形似豆腐脑，表面光滑，凝乳结实，组织细腻，质地均匀，可有少量乳清析出，无气泡，酸甜适度，不得有辛辣味及其他异味。

3）可以根据自己的口味添加糖、蜂蜜、果汁等，使风味更好。

4）如果想继续制作酸奶，可用已做好的酸奶作为菌种，但这最好只留用一次，否则容易染上杂菌，使做成的酸奶产生异味。

（2）麻婆豆腐。

原料：豆腐、牛肉末、蒜苗、豆豉、郫县豆瓣酱、花生油、辣椒粉、花椒粉、豌豆淀粉、料酒、盐、姜、小葱、酱油、糖等。

做法：

1）将豆腐切成约2 cm见方的小块，放入加了少许盐的沸水中氽一下，去除异味，捞出后放入清水浸泡；豆豉等剁碎，蒜苗切段，姜切末。

2）炒锅烧热，放油，放入牛肉末炒散；待牛肉末炒成金黄色，放入豆瓣酱同炒；放入豆豉、姜末、辣椒粉同炒至牛肉上色。

3）加适量水煮沸；放入豆腐煮3分钟；加酱油、蒜苗段、糖，用盐调味，再用湿淀粉勾芡；盛出后撒上花椒粉、葱末即可。

提示：麻婆豆腐是四川传统名菜之一，口味独特，口感顺滑，主要原料为豆腐、牛肉末（也可以用猪肉）、豆瓣酱、辣椒和花椒等。动物蛋白与植物蛋白搭配提高了菜肴的营养价值。麻来自花椒，辣来自辣椒。

3. 蔬菜和水果类

（1）四川泡菜。

原料：常用的有胡萝卜、心里美萝卜、豇豆、青菜、莴笋、藠头、仔姜、辣椒等蔬菜，高粱白酒、花椒、辣椒、生姜、大料（也叫大茴香、八角茴香）、冰糖、盐等辅料。

做法：

1）制备泡菜原汁：①选用土烧制的带坛沿的泡菜坛，内壁必须清洗干净，然后多次用沸水烫泡，沥干。②在冷水里放入一些花椒（20~30粒）、适量的盐，然后把水烧开后倒入泡菜坛内，水量占坛子容量的10%~20%，盐比平时做菜时多放一点，感觉很咸即可。③待坛内水完全冷却后，加适量

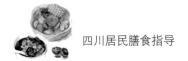
白酒（1~2两，具体根据泡菜坛大小而定）。④放入青椒和生姜。青椒选用长而结实的深绿色辣椒，生姜可多放些，要保证坛子内一直有这两种菜，它们可使泡菜美味。⑤2~3天后注意观察，看青椒周围是否有气泡形成。如果有气泡，哪怕是一个气泡，就说明发酵正常，待青椒完全变黄后，再放2~3天，泡菜的原汁就做好了。也可以用老泡菜水或将泡菜乳酸菌加入冷却至室温的开水中作为泡菜原汁。

2）泡制：①将蔬菜洗干净后切成大块或条（不要太小），在清洁的环境中晾干，绝对不能带生水。②在有泡菜原汁的泡菜坛内加入适量大料和冰糖，再加入适量洗净晾干的蔬菜，蔬菜必须完全淹没在泡菜水里，然后加盖坛口，并在泡菜坛沿加水密封。

3）维护：①每新加入一次菜要添加适量盐。注意把握盐的用量，盐多了会咸，盐少了则菜酸，泡菜水容易变质。②每泡制3或4次蔬菜后，及时补充适量白酒和冰糖。③泡菜坛沿要经常加水，用水密封有利于坛内乳酸菌发酵蔬菜，并阻止杂菌污染。④用干燥的专用筷子取泡菜，注意不要把油和生水滴到坛子里，不然会导致泡菜水生花（泡菜水里出现泡沫，表面出现灰皮）。

提示：

1）不同菜的泡制时间不同，胡萝卜和黄瓜泡过夜后即可食用。

2）泡菜可作为开胃菜、下饭菜食用。如果泡菜较咸，可以将鲜黄瓜或莴笋与泡菜混合后加入香油、味精、香菜等食用。推荐食用炒泡菜，这样更为安全。

3）泡菜风味独特，还可以与其他食材搭配，制作成美味可口的菜肴，如酸青菜炒胡豆、酸菜鱼、鱼香肉丝、肉末泡豇豆等。

4）用过的泡菜原汁可反复使用，越"老"越好，较长时间不放菜时要记住加盐。用过半年以后的泡菜原汁发酵能力十分强，一般的蔬菜只需浸泡一天左右就能食用。

（2）调味汁：川菜讲究"一菜一格，百菜百味"，味是四川菜肴的灵魂，四川居民非常注重调味汁的使用，好的调味汁是制作美食的关键。组合得当的调味品不仅具有特殊的香气，而且可获得意想不到的美味。

原料： 食盐、白糖、酱油、醋、料酒、香辛料等调味品。

做法： 四川居民常用的七种调味汁的调配方法见表3-6-1。

提示：

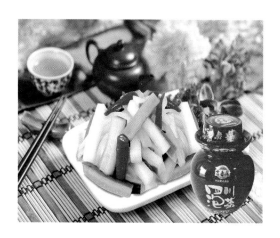

1）没有足够的油就没法炒菜、炒肉，而在焯过的蔬菜或煮熟的肉里加上适量的调味汁，可以做成多种口味鲜美的菜肴。这样不仅满足了口福，也能控盐控油，有利于健康。

2）调味汁适合做多种拌菜，比如麻辣鸡块、椒麻鸡、红油水饺、鱼香莴笋肉片、怪味胡豆、姜汁菠菜、蒜泥白肉等。

表3-6-1 常见川菜调味汁配方

川菜特色 复合味型	配方（以主料300 g为例）
麻辣味型	食盐2 g、白糖1 g、酱油26 g、花椒粉3 g、辣椒油60 g、芝麻油2 g
红油味型	食盐2 g、白糖10 g、酱油32 g、辣椒油54 g、芝麻油1 g
椒麻味型	食盐4 g、酱油2 g、葱叶23 g、花椒（去籽）1 g、芝麻油5 g、凉鲜汤65 g
鱼香味型	食盐1.5 g、白糖15 g、酱油10 g、醋7.5 g、泡辣椒末16 g、姜末4 g、蒜末12 g、葱花16 g、辣椒油20 g、芝麻油1 g
怪味型	食盐1 g、白糖9 g、酱油3 g、醋11 g、白芝麻2 g、芝麻油2 g、花椒粉1 g、辣椒油40 g、芝麻酱15 g
姜汁味型	食盐4 g、酱油2 g、醋20 g、姜末25 g、芝麻油5 g、凉鲜汤50 g
蒜泥味型	食盐2.5 g、白糖15 g、酱油35 g、蒜泥25 g、辣椒油20 g、芝麻油2 g

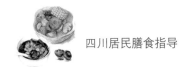

（3）**水果捞：**水果捞是一种制作简单、人见人爱的水果甜品。

原料：牛奶、椰浆、西瓜、草莓、芒果、香蕉、冰糖适量，可根据个人口味变换水果品种。

做法：

1）在锅中放入适量的水和冰糖，小火将冰糖熬化，制成冰糖水，晾凉备用。

2）把冰糖水倒入有盖的容器中，加入煮沸后冷却的牛奶和椰浆，搅拌均匀，置冰箱内冷藏半小时。

3）将各种水果洗净、切丁/块备用。

4）从冰箱里取出混合糖水，放入水果丁/块，搅拌一下即可食用。

还可以根据个人喜好加入酸奶、西米露、龟苓膏、红豆沙等，口味更佳。

提示：甜甜的水果捞无论色彩、营养还是口味都非常惹人喜爱。夏日炎炎，一杯五彩缤纷、清爽可口的水果捞，既赏心悦目，又能让你享受美味和健康。此品适合胃肠健康、体重正常者在夏天食用。

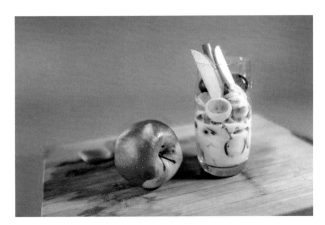

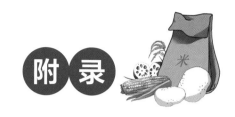

附 录

附录一　特定人群膳食指南（摘录）

一、孕妇及哺乳期妇女膳食指南

1. 孕妇膳食指南

◎ 补充叶酸，常吃含铁丰富的食物，选用碘盐。

孕期叶酸应达到600 μgDFE/d，孕妇除常吃含叶酸丰富的食物，每日还应补充叶酸400 μgDFE/d。为预防早产、流产，孕妇应常吃富含铁的食物。铁缺乏严重者应在医生的指导下适量补铁。孕中期和孕晚期每天铁的推荐摄入量比孕前分别增加4 mg和9 mg，达到24 mg和29 mg。孕期碘的推荐摄入量比非孕期增加近1倍（增加110 μg/d，达到230 μg/d），为满足孕期对碘的要求，孕妇除选用碘盐，每周还应摄入含碘丰富的海产品1或2次，如海带、紫菜、裙带菜、贝类、海鱼等。

◎ 孕吐严重者可少量多餐，保证摄入必要的碳水化合物。

如果早孕反应严重，可根据个人的饮食喜好和口味选用口味清淡、容易消化的食物，少食多餐，尽可能多地摄入食物，特别是富含碳水化合物的谷薯类食物，以预防酮血症对胎儿神经系统的损害。孕吐严重者每天必须摄入

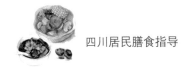
至少130 g碳水化合物。

◎ 孕中、晚期适量增加奶、鱼、禽、蛋、瘦肉的摄入。

自孕中期开始，胎儿生长速度加快，孕妇应在孕前平衡膳食的基础上增加奶类200 g/d。动物性食物（鱼、禽、蛋、瘦肉）在孕中期增加50 g/d、在孕晚期增加125 g/d，以满足身体对各种营养素和能量的需要。建议每周食用2或3次鱼类，尤其是富含n–3多不饱和脂肪酸的三文鱼、鲱鱼、凤尾鱼等深海鱼类，这样有益于胎儿脑和视网膜的发育。当孕妇体重增长较多时，可多食用鱼类而少食用畜禽类，食用畜禽类时尽量剔除皮和肉眼可见的肥肉。

◎ 适量进行身体活动，维持孕期适宜体重。

为保证胎儿正常发育，孕期体重增长应保持在适宜范围内。身体活动有利于心情愉悦和自然分娩。若无医学禁忌，处于孕中、晚期的孕妇每天可进行30分钟中等强度的身体活动。常见的中等强度的身体活动包括快走、跳舞、孕妇瑜伽、家务劳动等。孕妇应根据自己的身体状况和孕前的运动习惯选择活动类型，量力而行，循序渐进。

◎ 禁烟酒，愉快孕育新生命，积极准备母乳喂养。

烟草、酒精对胚胎发育的各个阶段都有明显的毒性作用，容易引起流产、早产和胎儿畸形等。孕妇必须戒烟禁酒，远离吸烟环境，避免二手烟。良好的情绪有利于优孕优育，孕妇应保持愉悦的心情，同时从心理、营养、乳房护理等方面积极准备母乳喂养，用自己的乳汁哺育孩子。

2. 哺乳期妇女膳食指南

◎ 增加富含优质蛋白质及维生素A的动物性食物和海产品，选用碘盐。

哺乳期妇女每天应比孕前增加摄入约80 g的动物性食物，如条件限制，可用富含优质蛋白质的大豆及其制品代替。建议哺乳期妇女膳食蛋白质在一般成年女性的基础上每天应增加25 g。哺乳期妇女应选用碘盐烹调食物，适当摄入海带、紫菜、鱼、贝类等富含碘的海产品，适量增加富含维生素A的动物性食物，如动物肝脏、蛋黄等。哺乳期妇女的维生素A推荐量比一般成年女性增加600 μgRAE，每周增选1或2次猪肝（总量85 g）或鸡肝（总量40 g）即可满足需求。

◎ **食物多样但不过量，重视整个哺乳期营养。**

哺乳期妇女可比平时多吃些鸡蛋、禽肉类、鱼类、动物肝脏、动物血等以保证供给充足的优质蛋白质，必须重视蔬菜和水果的摄入；同时，重视整个哺乳期的营养，做到食不过量且营养充足。饮食应注意科学搭配，遵循易于消化、少食多餐、粗细搭配、荤素搭配、种类多样的原则。

哺乳期妇女要饮食均衡，一定不能偏食。产后的饮食对哺乳期妇女身体恢复、保证奶水营养非常重要，但也不应无限度地加强营养，而是要注意科学搭配，遵循易于消化、少食多餐、粗细搭配、荤素搭配、种类多样的原则。

◎ **心情愉悦，睡眠充足，促进乳汁分泌。**

生孩子是女性在社会生活中可能引起较强烈精神反应的刺激之一。面对刺激，机体会出现一系列心理、内分泌、代谢免疫过程等的变化。哺乳期妇女要学会自我调整，自我克制，试着从可爱的宝宝身上寻找快乐。这一时期要尽可能地多休息，避免进行重体力活动，不要过度担忧，应学会放松，愉快地面对生活。哺乳期妇女尽量做到生活规律，每天保证8小时以上睡眠时间，避免过度劳累。

◎ **坚持哺乳，适度运动，逐步恢复适宜体重。**

哺乳期妇女可根据身体状况循序渐进地进行运动。顺产妇一般在产后第二天就可以开始运动，产后6周可以开始进行有氧运动（如散步、慢跑等）。剖宫产产妇应根据自己的身体状况如贫血和伤口恢复情况，缓慢增加有氧运动及力量训练。

◎ **忌烟酒，避免浓茶和咖啡。**

吸烟、饮酒会影响乳汁分泌，尼古丁和酒精会通过乳汁进入婴儿体内，影响婴儿睡眠及发育，可能导致注意力不集中和记忆障碍等严重后果，所以，哺乳期妇女应该忌食含酒精的饮料，远离吸烟环境，避免二手烟。此外，茶和咖啡中的咖啡因有可能造成婴儿兴奋，因此，哺乳期妇女应避免饮用浓茶和咖啡。

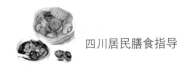

二、中国0~2岁婴幼儿喂养指南

1. 6月龄内婴儿母乳喂养指南

◎ **产后尽早开奶，坚持新生儿第一口食物是母乳。**

分娩后应尽早让婴儿反复吮吸乳头，获得初乳（分娩后7天内分泌的乳汁）。新生儿娩出、断脐和擦干羊水后，即可将其放在母亲身边，与母亲皮肤接触，并开始让婴儿分别吮吸双侧乳头各3~5分钟，可吮吸出数毫升初乳。在婴儿吮吸前不需过分擦拭或消毒乳头。温馨环境、愉悦心情、精神鼓励、乳腺按摩等辅助因素有助于母亲顺利开奶。

◎ **坚持6月龄内婴儿纯母乳喂养。**

哺乳期妇女应坚持纯母乳喂养6个月，按需喂奶，两侧乳头交替喂养，建议每天6~8次或更多。坚持让婴儿直接吮吸乳头，尽可能不使用奶瓶间接喂哺人工挤出的母乳。若因危重早产儿、上班等情况只能间接喂养，建议乳母用吸奶泵定时将母乳吸出并储存于冰箱或冰盒内，一定时间内再用奶瓶喂给婴儿。

◎ **顺应喂养，形成良好的生活规律。**

母乳喂养应从按需喂养模式到规律喂养模式递进。婴儿出生后最初几周内鼓励妈妈每24小时喂养8~12次，随着婴儿生长，喂养次数可降至24小时8次，最长夜间无喂养睡眠可达5小时。婴儿因饥饿引起哭闹时，母亲应及时哺乳，不要强求喂奶次数和时间。婴儿异常哭闹时，除考虑饥饿原因，还应积极就医。

◎ **婴儿出生后数日开始补充维生素D，不需补钙。**

在婴儿出生后两周左右，采用维生素D油剂或乳化水剂，每日补充10 μg（400 IU）维生素D_3，可在母乳喂养前将滴剂定量滴入婴儿口中，然后再进行母乳喂养。纯母乳喂养的婴儿不需额外补钙。推荐新生儿出生后补充维生素K，特别是剖宫产新生儿。

◎ **婴儿配方奶是不能纯母乳喂养时的无奈选择。**

对于不能用纯母乳喂养的婴儿，建议首选适合6月龄内婴儿的配方奶喂养，不宜直接用普通液态奶、成人奶粉、蛋白粉、豆奶粉等喂养婴儿。任何婴儿配方奶都只能作为纯母乳喂养失败后无奈的选择。

◎ **监测体格指标，保持健康生长。**

6月龄内婴儿应每半月测一次身长和体重，病后恢复期可增加测量次数，并选用世界卫生组织公布的"儿童生长曲线"判断婴儿是否处于正常的生长曲线范围。婴儿生长存在个体差异，也有阶段性波动，不必相互攀比生长指标。

2. **7~24月龄婴儿母乳喂养指南**

◎ **继续母乳喂养，满6月龄起添加辅食。**

7~24月龄婴幼儿应继续母乳喂养，7~9月龄婴儿每天摄入母乳量应不低于600 ml（每天应母乳喂养不少于4次），10~12月龄婴儿每天摄入母乳量约600 ml（每天应母乳喂养4次），13~24月龄幼儿每天摄入母乳量约500 ml。不能母乳喂养或母乳不足时，应选择配方奶作为母乳的补充。婴儿满6月龄可开始添加辅食（辅食是指除母乳和/或配方奶以外的其他各种性状的食物），有特殊需要时应在医生的指导下调整辅食添加时间。

◎ **从富含铁的泥糊状食物开始，逐步添加达到食物多样化。**

婴儿最先添加的辅食应该是富含铁的高能量食物，如强化铁的婴儿米粉、肉泥等，然后逐渐引入其他不同种类的食物。辅食添加的原则：每次只添加一种新食物，由少到多、由稀到稠、由细到粗，循序渐进。从一种富含

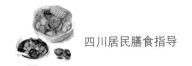

铁的泥糊状食物开始，逐渐增加食物种类，逐渐过渡到半固体或固体食物，如烂面、肉末、碎菜、水果粒等。每引入一种新的食物应密切观察婴儿是否出现呕吐、腹泻、皮疹等不良反应，直至婴儿适应一种食物后再添加其他新的食物。

◎ **提倡顺应喂养，鼓励但不强迫进食。**

随着婴幼儿生长发育，父母应顺应婴幼儿的需要进行喂养，帮助其逐步形成与家人一致的进餐规律，并学会自主进食，遵守必要的进餐礼仪。父母应及时感知婴幼儿所发出的饥饿或饱足的信号，并做出恰当的回应。尊重婴幼儿对食物的选择，耐心鼓励和协助婴幼儿进食，但绝不强迫其进食。保持安静、愉悦的进餐环境，避免电视、玩具等对婴幼儿注意力的干扰。每餐时间不超过 20 分钟。

◎ **辅食不加调味品，尽量减少糖和盐的摄入。**

辅食应保持原味，不加盐、糖及刺激性的调味品，保持清淡口味。辅食烹饪宜多采用蒸、煮的方式，不用煎、炸。父母在准备家庭食物时也应保持清淡口味，并鼓励13~24月龄幼儿尝试家庭食物。适合13~24月龄幼儿的家庭食物应该是少盐、少糖、少刺激的单口味食物，并且最好是家庭自制的食物。

◎ **注重饮食卫生和进食安全。**

选择新鲜、优质、无污染的食物和清洁水制作辅食。制作辅食前须洗手。辅食应煮熟、煮透。制作好的辅食应及时食用或妥善保存。进餐前洗手，保持餐具、饮具和进餐环境清洁、安全。婴幼儿进食时一定要有成人看护，以防进食时发生意外。整粒花生、坚果、果冻等食物不应给婴幼儿食用。

◎ **定期监测体格指标，追求健康生长。**

定期监测7~24月龄婴幼儿的身长、体重、头围等体格生长指标（每3个月一次），并绘制成生长曲线。通过对生长曲线的评估，及时调整营养和喂养方式。对于生长发育不良、超重/肥胖以及处于急、慢性疾病期间的婴幼儿应增加监测次数，满足健康生长的需要。

三、中国儿童和青少年膳食指南

1. 学龄前儿童（2~5周岁）膳食指南

◎ **规律就餐，自主进食、不挑食，培养良好的饮食习惯。**

每天应给学龄前儿童安排早、中、晚三次正餐，在此基础上还至少有两次加餐。定时定量进餐，避免追着喂、边吃边玩、边吃边看电视等行为，让孩子自己使用筷、匙进食。家长应起到良好的榜样作用。对于儿童不喜欢吃的食物，可变更烹调方法或采用重复小分量供应，鼓励尝试，但不可强迫喂食。注意不要以食物作为奖励或惩罚的措施。

◎ **每天饮奶，足量饮水，正确选择零食。**

建议每天饮奶300~400 ml或食用相当量奶制品。建议每天饮水和饮用汤水、牛奶等总量为1300~1600 ml。饮水以白开水为主，避免喝含糖饮料。零食应尽可能与加餐相结合，选择新鲜、天然、易消化的食物，少选油炸食品和膨化食品。

◎ **食物应合理烹调，易于消化，少调料、少油炸。**

从小培养儿童的清淡口味，宜采用蒸、煮、炖、煨等烹调方式，尽量少用油炸、烤、煎等方式。烹调加工食物时，应尽可能保持食物的原汁原味。口味不应过咸、油腻和辛辣，尽可能少用或不用味精（鸡精）、色素、糖精等调味品。

◎ **参与食物选择与制作，增进对食物的认知与喜爱。**

家长或老师可带儿童去市场选购食物，辨识应季蔬菜和水果，尝试自主选购蔬菜。在节假日带儿童去农田认识农作物，参与植物的种植，并亲自

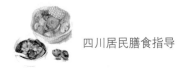

动手采摘蔬菜和水果，激发孩子对食物的兴趣。让儿童参观家庭膳食制备过程，参与一些力所能及的加工活动。

◎ **经常进行户外活动，保障健康生长。**

每天应进行至少60分钟的户外游戏或运动，白天静坐或卧床不超过1小时，每天看电视、玩平板电脑的累积时间不超过2小时。每天结合日常生活多做锻炼，适量进行较高强度的运动和户外活动。

2. **学龄儿童（6~17周岁）膳食指南**

◎ **认识食物，学习烹饪，提高营养科学素养。**

家长应学会将营养健康知识融入学龄儿童的日常生活中。学校应开设符合学龄儿童特点的营养与健康教育课程，营造校园营养环境。鼓励和引导学龄儿童参与食物的准备和烹调，学习餐桌礼仪，珍惜食物。

◎ **三餐合理，规律进餐，培养健康的饮食行为。**

饮食应多样化，保证营养齐全，并且做到清淡饮食。一日三餐的时间应相对固定，做到定时定量，进餐时细嚼慢咽。每天吃早餐，并保证早餐的营养充足。午餐要吃饱吃好，晚餐要适量。要少吃高盐、高糖或高脂肪的快餐，保证每天喝奶300 ml或食用相当量奶制品。

◎ **合理选择零食，足量饮水，不喝含糖饮料。**

选择卫生、营养丰富的食物作为零食，吃零食的量以不影响正餐为宜。吃饭前、后30分钟内不宜吃零食。每天少量多次、足量喝水，6~10岁儿童每天应喝800~1000 ml水，11~17岁儿童每天应喝1100~1400 ml水。首选白开水，不喝或少喝含糖饮料，禁止饮酒。

◎ **不偏食、节食，不暴饮暴食，保持适宜体重增长。**

家长要避免盲目节食或采用极端的减肥方式控制儿童的体重，也要避免儿童暴饮暴食。家长要指导儿童遵循进餐规律，减缓进食速度，要早发现、早纠正儿童的偏食、挑食行为。家长要树立科学的健康观念和体型认知，帮助儿童通过合理饮食和积极运动，预防营养不良或超重/肥胖。

◎ **保证每天至少活动60分钟，增加户外活动时间。**

儿童应每天累计至少60分钟中等到高强度的身体活动，以有氧运动为主，每次最好10分钟以上。充分利用在校期间的课间活动和体育课等，在户外阳光下活动。减少使用手机、电脑和看电视的时间，每天不超过2小时，越少越好。

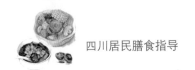

四、中国老年人膳食指南

老年人指65岁及以上者，高龄老人指80岁及以上者。老年人常受生理功能减退的影响，更易出现矿物质和某些维生素缺乏的症状，因此应精心设计膳食、选择营养食品、精准管理健康。

◎ **少量多餐细软，预防营养缺乏。**

老年人的食物应细软，并做到少量多餐。有吞咽障碍者和高龄老人可选择软食，进食时要细嚼慢咽，预防呛咳和误吸；有营养缺乏风险甚至营养缺乏症的老年人，可在营养师和医生的指导下选择适合自身情况的营养强化食品或营养补充剂；高龄老人和身体虚弱、体重明显下降的老年人应特别注意增加餐次，除三餐外可增加2或3餐，以保证充足的食物摄入；食量小的老年人应在餐前和就餐时少喝汤水，少吃汤泡饭。

◎ **主动足量饮水，积极参加户外活动。**

老年人对缺水的耐受性下降，应少量多次、主动饮水，首选温热的白开水。每天饮水量达到1500~1700 ml。户外活动能够使人更好地接受紫外线照射，有利于体内维生素D合成和延缓骨质疏松的发展。建议老年人每天户外锻炼1或2次，每次1小时左右，以轻微出汗为宜，或每天至少行走6000步。注意每次运动量力而行，强度不要过大，运动持续时间不要过长，可分多次运动。

◎ **延缓肌肉衰减，维持适宜体重。**

骨骼肌肉是身体的重要组成部分，延缓肌肉衰减对维持老年人活动能力和健康状况极为重要。延缓肌肉衰减的有效方法是吃动结合，即增加摄入富含优质蛋白质的瘦肉、海鱼、豆类等食物，同时进行有氧运动和适当的抗阻运动。老年人体重应维持在正常稳定水平，不应过度苛求减重，体重过高或过低都会影响健康。建议老年人的BMI最好不低于20，最高不超过26.9，鼓励通过营养师的个性化评价来指导和改善饮食。

◎ **摄入充足食物，鼓励陪伴进餐。**

老年人每天应至少摄入12种食物，宜用多种方法增加食欲和进食量。饭菜应色香味美、温度适宜。老年人应积极主动参与家庭和社会活动，享受快乐生活。例如，老年人应适当参与食物的准备与烹饪，提升进食乐趣，享受亲情带来的快乐。孤寡、独居的老年人应多结交朋友，可集体用餐（在社区老年食堂或助餐点、托老所用餐），增进交流，促进食欲，最终摄入充足食物。对于生活自理有困难的老年人，家人应多陪伴，采用辅助用餐、送餐上门等方式保障其食物摄入和营养状况。家人应关心照顾老年人并陪伴交流，注意其饮食和体重变化，及时发现和预防疾病。

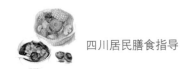

五、素食人群膳食指南

素食人群是指以不食肉、家禽、海鲜等动物性食物为饮食方式的人群。完全戒食动物性食物及其产品的为全素人群，不戒食蛋奶类及其相关产品的为蛋奶素人群。素食人群需要认真对待和设计膳食，否则将会增加蛋白质、维生素B$_{12}$、n–3多不饱和脂肪酸、铁、锌等营养素缺乏的风险。

◎ 谷类为主，食物多样，适量增加全谷物。

为了弥补因动物性食物缺乏带来的某些营养素的不足，素食人群应做到食物多样，适当增加谷类食物的摄入量，并提倡多吃全谷物食物。建议全素人群（成人）每天摄入谷类250~400 g（其中全谷类为120~200 g），蛋奶素人群（成人）每天摄入谷类225~350 g（其中全谷类为100~150 g）。

◎ 增加大豆及其制品的摄入，每天50~80 g，选用发酵豆制品。

素食人群应比一般人群增加大豆及其制品的摄入，并适当选用发酵豆制品。建议全素人群（成人）每天摄入大豆50~80 g或等量的豆制品（其中包括5~10 g发酵豆制品），蛋奶素人群（成人）每天摄入大豆25~60 g或等量的豆制品。大豆是素食者的重要食物，应认真把握食用量，如果早餐有一杯牛奶，午餐有黄豆芽入菜，晚餐有炖豆腐或炒豆干，可轻松摄入推荐量的大豆类食品。

◎ 常吃坚果、海藻和菌菇。

坚果富含蛋白质、不饱和脂肪酸、维生素和矿物质等，常吃有利于心脏的健康；海藻含有n–3多不饱和脂肪酸及多种矿物质，且其碳水化合物中海藻多糖和膳食纤维各占约50％；菌菇富含矿物质和真菌多糖类。因此，素食人群应常吃坚果、海藻和菌菇。建议全素人群（成人）每天摄入坚果

20~30 g、藻类或菌菇5~10 g，蛋奶素人群（成人）每天摄入坚果15~25 g。

◎ **蔬菜和水果应充足。**

新鲜蔬菜和水果对素食人群尤其重要，其富含各种营养成分，如维生素、矿物质、膳食纤维和植物化学物。素食人群的蔬菜和水果摄入量应充足，食用量与一般人群一致。建议素食人群（成人）每天摄入蔬菜300~500 g、水果200~350 g，其中，深色蔬菜和水果占一半。

◎ **合理选择烹调油。**

素食人群应食用各种植物油，满足人体对必需脂肪酸的需要。素食人群易缺乏n-3多不饱和脂肪酸，因此，建议其在选择食用油时应注意选择富含n-3多不饱和脂肪酸的食用油，如紫苏油、亚麻籽油、菜籽油、豆油等。推荐使用大豆油、菜籽油进行烹饪，用亚麻籽油、紫苏油凉拌，而煎炸可选用调和油。

（以上摘自《中国居民膳食指南（2016）》。

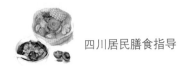

附录二 中国居民膳食营养素参考摄入量（2013）

附表2-1 中国居民膳食能量需要量（EER）、宏量营养素可接受范围
（AMDR）、蛋白质推荐摄入量（RNI）

人群	EER（kcal/d）*		AMDR				RNI	
	男	女	总碳水化合物	添加糖（%E）	总脂肪（%E）	饱和脂肪酸（%E）	蛋白质（g/d）	
							男	女
0~6个月	90 kcal/（kg·d）	90 kcal/（kg·d）	—	—	48（AI）	—	9（AI）	9（AI）
7~12个月	80 kcal/（kg·d）	80 kcal/（kg·d）	—	—	40（AI）	—	20	20
1岁	900	800	50~65	—	35（AI）	—	25	25
2岁	1100	1000	50~65	—	35（AI）	—	25	25
3岁	1250	1200	50~65	—	35（AI）	—	30	30
4岁	1300	1250	50~65	<10	20~30	<8	30	30
5岁	1400	1300	50~65	<10	20~30	<8	30	30
6岁	1400	1250	50~65	<10	20~30	<8	35	35
7岁	1500	1350	50~65	<10	20~30	<8	40	40
8岁	1650	1450	50~65	<10	20~30	<8	40	40
9岁	1750	1550	50~65	<10	20~30	<8	45	45

人群	EER（kcal/d）*		AMDR				RNI	
	男	女	总碳水化合物	添加糖（%E）	总脂肪（%E）	饱和脂肪酸（%E）	蛋白质（g/d）	
							男	女
10岁	1800	1650	50~65	<10	20~30	<8	50	50
11岁	2050	1800	50~65	<10	20~30	<8	60	55
14~17岁	2500	2000	50~65	<10	20~30	<8	75	60
18~49岁	2250	1800	50~65	<10	20~30	<10	65	55
50~64岁	2100	1750	50~65	<10	20~30	<10	65	55
65~79岁	2050	1700	50~65	<10	20~30	<10	65	55
80岁~	1900	1500	50~65	<10	20~30	<10	65	55
孕妇（早）	—	1800	50~65	<10	20~30	<10	—	55
孕妇（中）	—	2100	50~65	<10	20~30	<10	—	70
孕妇（晚）	—	2250	50~65	<10	20~30	<10	—	85
乳母	—	2300	50~65	<10	20~30	<10	—	80

注：1. 未制定参考值者用"—"表示。2. %E为占能量的百分比。3. EER为能量需要量。4. AMDR为宏量营养素可接受范围。5. RNI为推荐摄入量。6. *表示6岁及以上轻体力活动水平。7. AI为适宜摄入量。

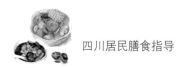

附表2-2 中国居民膳食矿物质的推荐摄入量（RNI）或适宜摄入量（AI）

人群	钙(mg/d) RNI	磷(mg/d) RNI	钾(mg/d) AI	钠(mg/d) AI	镁(mg/d) RNI	氯(mg/d) AI	铁(mg/d) RNI 男	铁(mg/d) RNI 女	碘(μg/d) RNI	锌(mg/d) RNI 男	锌(mg/d) RNI 女	硒(μg/d) RNI	铜(mg/d) RNI	氟(mg/d) AI	铬(μg/d) AI	锰(mg/d) AI	钼(μg/d) RNI
0岁~	200（AI）	100（AI）	350	170	20（AI）	260	0.3（AI）	0.3（AI）	85（AI）	2.0（AI）	2.0（AI）	15（AI）	0.3（AI）	0.01	0.2	0.01	2（AI）
0.5岁~	250（AI）	180（AI）	550	350	65（AI）	550	10	10	115（AI）	3.5	3.5	20（AI）	0.3（AI）	0.23	4.0	0.7	15（AI）
1岁~	600	300	900	700	140	1100	9	9	90	4.0	4.0	25	0.3	0.6	15	1.5	40
4岁~	800	350	1200	900	160	1400	10	10	90	5.5	5.5	30	0.4	0.7	20	2.0	50
7岁~	1000	470	1500	1200	220	1900	13	13	90	7.0	7.0	40	0.5	1.0	25	3.0	65
11岁~	1200	640	1900	1400	300	2200	15	18	110	10.0	9.0	55	0.7	1.3	30	4.0	90
14岁~	1000	710	2200	1600	320	2500	16	18	120	11.5	8.5	60	0.8	1.5	35	4.5	100
18岁~	800	720	2000	1500	330	2300	12	20	120	12.5	7.5	60	0.8	1.5	30	4.5	100
50岁~	1000	720	2000	1400	330	2200	12	12	120	12.5	7.5	60	0.8	1.5	30	4.5	100
65岁~	1000	700	2000	1400	320	2200	12	12	120	12.5	7.5	60	0.8	1.5	30	4.5	100
80岁~	1000	670	2000	1300	310	2000	12	12	120	12.5	7.5	60	0.8	1.5	30	4.5	100
孕妇（早）	800	720	2000	1500	370	2300	—	20	230	—	9.5	65	0.9	1.5	31	4.9	110
孕妇（中）	1000	720	2000	1500	370	2300	—	24	230	—	9.5	65	0.9	1.5	34	4.9	110
孕妇（晚）	1000	720	2000	1500	370	2300	—	29	230	—	9.5	65	0.9	1.5	36	4.9	110
哺乳期妇女	1000	720	2400	1500	330	2300	—	24	240	—	12.0	78	1.4	1.5	37	4.8	103

注：未制定参考值者用"—"表示。

附表2-3 中国居民膳食维生素推荐摄入量（RNI）或适宜摄入量（AI）

人群	维生素A（μgRAE/d）RNI		维生素D（μg/d）RNI	维生素E（mgα-TE/d）AI	维生素K（μg/d）AI	维生素B₁（mg/d）RNI		维生素B₂（mg/d）RNI		维生素B₆（mg/d）RNI	维生素B₁₂（μg/d）RNI	泛酸（mg/d）AI	叶酸（μgDFE/d）RNI	烟酸（mgNE/d）RNI		胆碱（mg/d）AI		生物素（μg/d）AI	维生素C（mg/d）RNI
	男	女				男	女	男	女					男	女	男	女		
0岁~	300（AI）		10（AI）	3	2	0.1（AI）		0.4（AI）		0.2（AI）	0.3（AI）	1.7	65（AI）	2（AI）		120		5	40（AI）
0.5岁~	350（AI）		10（AI）	4	10	0.3（AI）		0.5（AI）		0.4（AI）	0.6（AI）	1.9	100（AI）	3（AI）		150		9	40（AI）
1岁~	310		10	6	30	0.6		0.6		0.6	1.0	2.1	160	6		200		17	40
4岁~	360		10	7	40	0.8		0.7		0.7	1.2	2.5	190	8		250		20	50
7岁~	500		10	9	50	1.0		1		1.0	1.6	3.5	250	11	10	300		25	65
11岁~	670	630	10	13	70	1.3	1.1	1.3	1.1	1.3	2.1	4.5	350	14	12	400		35	90
14岁~	820	630	10	14	75	1.6	1.3	1.5	1.2	1.4	2.4	5.0	400	16	13	500	400	40	100
18岁~	800	700	10	14	80	1.4	1.2	1.4	1.2	1.4	2.4	5.0	400	15	12	500	400	40	100
50岁~	800	700	10	14	80	1.4	1.2	1.4	1.2	1.6	2.4	5.0	400	14	12	500	400	40	100
65岁~	800	700	15	14	80	1.4	1.2	1.4	1.2	1.6	2.4	5.0	400	14	11	500	400	40	100
80岁~	800	700	15	14	80	1.4	1.2	1.4	1.2	1.6	2.4	5.0	400	13	10	500	400	40	100
孕妇（早）	—	700	10	14	80	—	1.2	—	1.2	2.2	2.9	6.0	600	—	12	—	420	40	100
孕妇（中）	—	770	10	14	80	—	1.4	—	1.4	2.2	2.9	6.0	600	—	12	—	420	40	115
孕妇（晚）	—	770	10	14	80	—	1.5	—	1.5	2.2	2.9	6.0	600	—	12	—	420	40	115
哺乳期妇女	—	1300	10	17	80	—	1.5	—	1.5	1.7	3.2	7.0	550	—	15	—	520	50	150

注：1. 未制定参考值者用"—"表示。2. 视黄醇活性当量（RAE，μg）=膳食或补充剂来源全反式视黄醇（μg）+1/2补充剂品全反式β-胡萝卜素（μg）+1/12膳食全反式β-胡萝卜素（μg）+1/24其他膳食维生素A原类胡萝卜素（μg）。3. α-生育酚当量（α-TE），膳食中总α-TE（mg）=1×α-生育酚（mg）+0.5×β-生育酚（mg）+0.1×γ-生育酚（mg）+0.02×δ-生育酚（mg）+0.3×α-三烯生育酚（mg）。4. 膳食叶酸当量（DFE，μg）=天然食物来源叶酸（μg）+1.7×合成叶酸（μg）。5. 烟酸当量（NE，mg）=烟酸（mg）+1/60色氨酸（mg）。

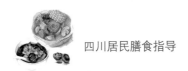

附表2-4　中国居民膳食微量营养素可耐受最高摄入量（UL）

人群	钙 (mg/d)	磷 (mg/d)	铁 (mg/d)	碘 (μg/d)	锌 (mg/d)	硒 (μg/d)	铜 (mg/d)	氟 (mg/d)	锰 (mg/d)	钼 (μg/d)	维生素A (μg RAE/d)[b]	维生素D (μg/d)	维生素E (mg α-TE/d)[c]	维生素B₆ (mg/d)	叶酸[e] (μg/d)	烟酸 (mg NE/d)[d]	烟酰胺 (mg/d)	胆碱 (mg/d)	维生素C (mg/d)
0岁~	1000	—[a]	—	—	—	55	—	—	—	—	600	20	—	—	—	—	—	—	—
0.5岁~	1500	—	—	—	—	80	—	—	—	—	600	20	—	—	—	—	—	—	—
1岁~	1500	—	25	—	8	100	2	0.8	—	200	700	20	150	20	300	10	100	1000	400
4岁~	2000	—	30	200	12	150	3	1.1	3.5	300	900	30	200	25	400	15	130	1000	600
7岁~	2000	—	35	300	19	200	4	1.7	5.0	450	1500	45	350	35	600	20	180	1500	1000
11岁~	2000	3500	40	400	28	300	6	2.5	8.0	650	2100	50	500	45	800	25	240	2000	1400
14岁~	2000	3500	40	500	35	350	7	3.1	10	800	2700	50	600	55	900	30	280	2500	1800
18岁~	2000	3500	42	600	40	400	8	3.5	11	900	3000	50	700	60	1000	35	310	3000	2000
50岁~	2000	3500	42	600	40	400	8	3.5	11	900	3000	50	700	60	1000	35	310	3000	2000
65岁~	2000	3000	42	600	40	400	8	3.5	11	900	3000	50	700	60	1000	35	300	3000	2000
80岁~	2000	3000	42	600	40	400	8	3.5	11	900	3000	50	700	60	1000	30	280	3000	2000
孕妇（早）	2000	3500	42	600	40	400	8	3.5	11	900	3000	50	700	60	1000	35	310	3000	2000
孕妇（中）	2000	3500	42	600	40	400	8	3.5	11	900	3000	50	700	60	1000	35	310	3000	2000
孕妇（晚）	2000	3500	42	600	40	400	8	3.5	11	900	3000	50	700	60	1000	35	310	3000	2000
哺乳期妇女	2000	3500	42	600	40	400	8	3.5	11	900	3000	50	700	60	1000	35	310	3000	2000

注：a. 未制定参考值者用"—"表示。有些营养素未制定可耐受最高摄入量，主要是因为研究资料不充分，并不表示过量摄入没有健康风险。b. 视黄醇活性当量（RAE, μg）=膳食或补充剂来源全反式视黄醇（μg）+1/2补充剂纯品全反式β-胡萝卜素（μg）+1/24其他膳食维生素A原类胡萝卜素（μg）。c. α-生育酚当量（α-TE）。膳食中总α-TE当量（mg）=1×α-生育酚（mg）+0.5×β-生育酚（mg）+0.1×γ-生育酚（mg）+0.02×δ-生育酚（mg）+0.3×α-三烯生育（mg）。d. 烟酸当量（NE, mg）=烟酸（mg）+1/60色氨酸（mg）。e. 指合成叶酸摄入量上限，不包括天然食物来源的叶酸（mg）。f. 不包括来自膳食维生素A原类胡萝卜素的RAE。

引自《中国居民膳食营养素参考摄入量速查手册（2013版）》。

附录三　常见身体活动强度和能量消耗表

附表3-1　常见身体活动强度和能量消耗表

活动项目		身体活动强度（MET）<3，低强度；3~6，中强度；7~9，高强度；10~11，极高强度		10分钟标准体重能量消耗量（kcal）	
				男（66 kg）	女（56 kg）
家务活动	整理床、站立	低强度	2.0	22.0	18.7
	洗碗、熨烫衣服	低强度	2.3	25.3	21.5
	收拾餐桌、做饭或准备食物	低强度	2.5	27.5	23.3
	擦窗户	低强度	2.8	30.8	26.1
	手洗衣服	中强度	3.3	36.3	30.8
	扫地、扫院子、拖地板、吸尘	中强度	3.5	38.5	32.7
步行	慢速（3 km/h）	低强度	2.5	27.5	23.3
	中速（5 km/h）	中强度	3.5	38.5	32.7
	快速（5.5~6 km/h）	中强度	4.0	44.0	37.3
	很快（7 km/h）	中强度	4.5	49.5	42.0
	下楼	中强度	3.0	33.0	28.0
	上楼	高强度	8.0	88.0	74.7
	上下楼	中强度	4.5	49.5	42.0

续附表3-1

活动项目		身体活动强度（MET）		10分钟标准体重能量消耗量（kcal）	
		<3，低强度；3~6，中强度；7~9，高强度；10~11，极高强度		男（66 kg）	女（56 kg）
跑步	走跑结合（慢跑成分不超过10 min）	中强度	6.0	66.0	56.0
	慢跑（一般）	高强度	7.0	77.0	65.3
	8 km/h（原地）	高强度	8.0	88.0	74.7
	9 km/h	极高强度	10.0	110.0	93.3
	跑，上楼	极高强度	15.0	165.0	140.0
自行车	12~16 km/h	中强度	4.0	44.0	37.3
	16~19 km/h	中强度	6.0	66.0	56.0
球类	保龄球	中强度	3.0	33.0	28.0
	高尔夫球	中强度	5.0	55.0	47.0
	篮球（一般）	中强度	6.0	66.0	56.0
	篮球（比赛）	高强度	7.0	77.0	65.3
	排球（一般）	中强度	3.0	33.0	28.0
	排球（比赛）	中强度	4.0	44.0	37.3
球类	乒乓球	中强度	4.0	44.0	37.3
	台球	低强度	2.5	27.5	23.3
	网球（一般）	中强度	5.0	55.0	46.7
	网球（双打）	中强度	6.0	66.0	56.0
	网球（单打）	高强度	8.0	88.0	74.7
	羽毛球（一般）	中强度	4.5	49.5	42.0
	羽毛球（比赛）	高强度	7.0	77.0	65.3
	足球（一般）	高强度	7.0	77.0	65.3
	足球（比赛）	极高强度	10.0	110.0	93.3

活动项目		身体活动强度（MET）		10分钟标准体重能量消耗量（kcal）	
		<3，低强度；3~6，中强度；7~9，高强度；10~11，极高强度		男（66 kg）	女（56 kg）
跳绳	慢速	高强度	8.0	88.0	74.7
	中速（一般）	极高强度	10.0	110.0	93.3
	快速	极高强度	12.0	132.0	112.0
舞蹈	慢速	中强度	3.0	33.0	28.0
	中速	中强度	4.5	49.5	42.0
	快速	中强度	5.5	60.5	51.3
游泳	踩水（中等用力，一般）	中强度	4.0	44.0	37.3
	爬泳（慢）、自由泳、仰泳	高强度	8.0	88.0	74.7
	蛙泳（一般速度）	极高强度	10.0	110.0	93.3
	爬泳（快）、蝶泳	极高强度	11.0	121.0	102.7
其他活动	瑜伽	中强度	4.0	44.0	37.3
	单杠	中强度	5.0	55.0	46.7
	俯卧撑	中强度	4.5	49.5	42.0
	太极拳	中强度	3.5	38.5	32.7
	健身操（轻或中等强度）	中强度	5.0	55.0	46.7
	轮滑旱冰	高强度	7.0	77.0	65.3

注：1 MET相当于每千克体重每小时消耗1 kcal能量 [1 kcal/（kg·h）]。

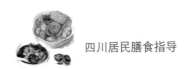

附录四　营养素及其食物来源

附表4-1　营养素的主要生理功能、缺乏病症及食物来源

营养素	主要生理功能	缺乏病症	食物来源
蛋白质	构成机体组织，组成酶、激素、抗体、遗传物质，维持渗透压	蛋白质-能量营养不良、免疫和应激能力下降、贫血	畜肉、动物内脏、禽、兔、水产品、大豆、豆制品、花生
脂肪	供能、储能，提供必需脂肪酸，促进脂溶性维生素吸收	皮肤干枯、湿疹	植物油、动物脂肪、黄油、酥油、鱼油、花生、核桃
碳水化合物	供能、储能，构成机体组织及重要生命物质，节约蛋白质，增强肠道功能	体重减轻、血糖过低、酮症	谷类、根茎类蔬菜、豆类、硬果、糖果、甜食
钙	构成骨骼和牙齿，维持神经肌肉兴奋性，参与酶的激活和激素的分泌	血钙浓度过低、佝偻病、骨质疏松	乳和乳制品、硬果、豆类、海产品，部分蔬菜（如冬苋菜等）
磷	构成骨骼和牙齿，参与能量、糖、脂代谢，调节体内酸碱平衡	低磷血症（厌食、贫血、肌无力、骨痛）、佝偻病、骨软化	瘦肉、蛋、奶、动物肝肾、鱼卵、海产品、芝麻酱、花生、坚果
镁	促进骨骼生长，激活多种酶，对钾离子、钙离子通道有抑制作用	肌痉挛、心动过速、精神错乱	绿叶蔬菜、糙米、坚果、大豆、奶、肉、蛋
钾	参与糖和蛋白质代谢，维持细胞正常的渗透压和酸碱平衡，维持神经肌肉的应激性	肌无力及瘫痪、心律失常、横纹肌裂解症	豆类（黄豆等）、蔬菜、水果、肉类（瘦羊肉）、谷类、鱼类（鲤鱼）
钠	保持细胞外液的渗透压，维持水平衡、酸碱平衡，维持神经肌肉兴奋性	倦怠、眩晕、恶心、肌痉挛	食盐、酱油、盐渍或腌制食品

营养素	主要生理功能	缺乏病症	食物来源
氯	维持细胞外液容量、渗透压和酸碱平衡，参与血液CO_2运输，参与胃酸的形成	低氯性代谢性碱中毒、肌肉收缩不良、消化功能受损并影响生长发育	食盐、酱油、盐渍或腌制食品
硫	构成蛋白质、某些维生素	—	瘦牛肉、鸡蛋、牛奶、面粉（标准粉）、大麦粉、燕麦、马铃薯
铁	构成血红蛋白、肌红蛋白和呼吸酶，参与体内O_2和CO_2转运、交换和呼吸过程	缺铁性贫血（头痛、面色苍白、体弱、疲劳）、免疫力下降	动物血、肝脏、瘦肉、黑木耳、坚果、桂圆、大豆、芝麻酱
碘	合成甲状腺激素，促进物质分解代谢、儿童生长发育和神经系统发育	甲状腺肿大、地方性克汀病、流产	海带、紫菜和其他海产品
硒	具有抗氧化、免疫、调节代谢、保护心肌、抑癌作用	克山病、大骨节病	动物内脏、海产品、瘦肉、谷物、奶制品、水果和蔬菜
锌	组成200多种含锌酶或酶激活剂、生物膜、味觉素，参与细胞分化、基因表达和免疫	味觉障碍、生长发育不良、腹泻（肠病性肢端皮炎）	贝类海产品、红色肉类、动物肝脏、坚果、谷类胚芽、麦麸、奶酪
铬	加强胰岛素功能，预防动脉粥样硬化，促进蛋白质代谢和生长发育	葡萄糖耐量异常、体重下降、外周神经炎	粗粮、麦胚、肉类、海产品、啤酒酵母
铜	维持正常的造血功能，促进结缔组织形成，具有抗氧化和免疫作用	缺铜性贫血、心血管受损、中枢神经受损	贝类、坚果、动物肝肾、谷粒、豆类
氟	防治龋齿和骨质疏松	龋齿、骨质疏松	海洋动物、茶叶、猪肉、鸡蛋
锰	作为金属酶组成成分或酶激活剂，参与骨骼形成、生长发育、糖类和脂肪代谢	神经功能紊乱、生长发育不良、骨骼异常	坚果、粗粮、叶菜类、鲜豆类和茶叶

营养素	主要生理功能	缺乏病症	食物来源
钼	黄嘌呤氧化酶/脱氢酶、醛氧化酶和亚硫酸盐氧化酶的辅基的必要成分	黄嘌呤结石、脑损害、神经发育迟缓	动物肝肾、谷类、奶制品、干豆
钴	维生素B$_{12}$的组成部分	—	蘑菇、甜菜、卷心菜、洋葱、菠菜、番茄
硅	形成骨、软骨、结缔组织、胶原的必需成分	—	粗粮、谷类、根茎类蔬菜
硼	与氧结合，可能与钙、镁代谢和甲状旁腺的功能有关	—	非柑橘类水果、叶菜类、果仁、豆类、番茄
镍	调节某些内分泌功能及神经生理功能，增强胰岛素的作用，加强造血功能和维持膜结构	—	巧克力、坚果、干豆、谷类及蔬菜
钒	增强心肌收缩力，提高过氧化酶活性	—	贝类、蘑菇、香菜、谷类、肉、鱼、乳制品
维生素A	维持正常视觉，维持皮肤黏膜完整性，维持免疫功能	夜盲症、干眼病、毛囊角质化	动物肝脏、鱼肝油、奶、蛋、鱼卵、深色蔬菜和水果
维生素D	维持血液钙和磷平衡，参与某些蛋白质转录的调节，发挥激素样作用，参与体内免疫调节	佝偻病、骨质软化症、骨质疏松	鱼肝油、大马哈鱼、金枪鱼、沙丁鱼、动物肝脏、蛋黄、奶油
维生素E	抗氧化，维持生理功能、免疫功能	溶血性贫血、囊性纤维变性、神经系统紊乱	植物油、向日葵子、麦胚、蛋类
维生素K	促进血液凝固，参与骨钙代谢	凝血缺陷和出血	绿叶蔬菜、植物油
维生素B$_1$	维持神经、心肌的正常功能，正常食欲，胃肠蠕动和消化液分泌，增强记忆力	脚气病（多发性神经炎、下肢水肿、心血管系统障碍）	动物内脏、向日葵子、谷皮、花生、胚芽、瘦猪肉、豆类、蛋黄

营养素	主要生理功能	缺乏病症	食物来源
维生素B$_2$	在蛋白质、脂肪和糖的代谢中起辅酶的作用，维持红细胞的完整性	舌炎、皮炎、贫血、神经系统症状	动物肝肾、心、蛋黄、乳类、绿叶蔬菜、豆类
烟酸	参与能量与氨基酸代谢，参与蛋白质等物质的转化，调节葡萄糖代谢	癞皮病（皮炎、腹泻）	动物肝肾、瘦肉、鱼、坚果、乳类、蛋类、花生、茶叶、香菇
维生素B$_6$	作为辅酶参与代谢，维持适宜的免疫功能，调节神经系统	脂溢性皮炎、癫痫样惊厥、免疫功能受损	肉、动物肝脏、黄豆、鹰嘴豆、向日葵子、全谷类（小麦）、坚果
叶酸	参与核酸和蛋白质合成，参与DNA甲基化，参与同型半胱氨酸代谢	巨幼红细胞贫血、胎儿神经管畸形、高同型半胱氨酸血症	动物肝肾、绿叶蔬菜、胡萝卜、蛋黄、豆类、南瓜、橘子
维生素B$_{12}$	促进叶酸和蛋氨酸的合成和利用，有利于脂类的合成和利用，维持正常的神经系统和红细胞功能	巨幼红细胞贫血、神经系统损害、高同型半胱氨酸血症	肉类、动物内脏、禽类、贝类、蛋类、乳类
维生素C	参与体内的羟化反应，具有抗氧化作用，提高机体免疫力，解毒	皮肤出现淤点、毛囊过度角质化、坏血病	青辣椒、番茄、菜花、柑橘、山楂、猕猴桃、柠檬、青枣
泛酸	参与三大营养素代谢	足部麻木和灼痛、疲乏、情绪失常	动物内脏、鱼、整谷、啤酒酵母、米糠、花生、蛋、大豆
胆碱	是构成生物膜的重要成分，促进脂肪代谢，保证大脑和神经系统发育	肝、肾、胰腺病变，记忆紊乱，生长障碍	蛋，动物的脑、心、肝，绿叶蔬菜，麦芽，大豆，花生
生物素	作为生物素依赖性羧化酶的辅酶，参与细胞生长、脂类、糖和氨基酸代谢，DNA的生物合成等	毛发变细、无光泽，皮肤鳞片状，红色皮疹，抑郁，嗜睡，幻觉，感觉异常，婴儿猝死综合征	动物组织、大豆粉、蛋黄、番茄、啤酒酵母、花菜

注：该表参考《中国居民膳食营养素参考摄入量（2013）》；黄承钰、吕晓华，《特殊人群营养》，2009。

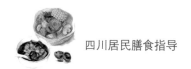

附表4-2　常见食物的蛋白质、碳水化合物、脂肪含量（以每100 g可食部计）

食物名称	蛋白质（g/100 g可食部）	碳水化合物（g/100 g可食部）	脂肪（g/100 g可食部）
小麦	11.9	75.2	1.3
面条	8.3	61.9	0.7
馒头	7.0	47.0	1.1
稻米	7.4	77.9	0.8
米饭（蒸）	2.6	25.9	0.3
玉米（鲜）	4.0	22.8	1.2
小米	9.0	75.1	3.1
马铃薯	2.0	17.2	0.2
黄豆（大豆）	35.0	34.2	16.0
豆腐	8.1	4.2	3.7
豆浆	1.8	1.1	0.7
豆腐丝（干）	57.7	3.7	22.8
扁豆	25.3	61.9	0.4
白萝卜	0.9	5.0	0.1
辣椒（青）	1.4	5.8	0.3
大白菜	1.5	3.2	0.1
蘑菇（鲜）	2.7	4.1	0.1
藕	1.9	16.4	0.2
猪肉	13.2	2.4	37
牛肉	19.9	2.0	4.2
羊肉	19.0	0.0	14.1
鸡肉	19.3	1.3	9.4
鸭肉	15.5	0.2	19.7
草鱼	16.6	0.0	5.2
基围虾	18.2	3.9	1.4
鸡蛋	13.3	2.8	8.8
牛乳	3.0	3.4	3.2

附表4-3　不同种类水果中维生素C的含量（以每100 g可食部计）

食物名称	维生素C（mg/100 g可食部）	食物名称	维生素C（mg/100 g可食部）
苹果	4	香蕉	8
梨	6	哈密瓜	12
桃	7	西瓜	15
枣（新鲜）	243	柚（文旦）	23
樱桃	10	酸刺	74
葡萄	25	李子	5
中华猕猴桃	62	柠檬	22
红果（大山楂）	53	酸枣	900
沙棘	204	刺梨（木梨子）	2585
橙	33	四川红橘	33

附表4-4　含铁较多的蔬菜（以每100 g可食部计）

食物名称	铁（mg/100 g可食部）	食物名称	铁（mg/100 g可食部）
红萝卜	2.8	金针菜（黄花菜）	8.1
刀豆	4.6	水芹菜	6.9
豌豆苗	4.2	姜（干）	85
蒜薹	4.2	鱼腥草	9.8
乌菜	3	洋姜	7.2
菠菜	2.9	香菜（脱水）	22.3
苦菜	9.4	油菜（脱水）	19.3
胡萝卜缨（红）	8.1	甜菜叶	3.3
芥菜（雪里蕻）	3.2	香菜	2.9
苋菜（绿）	5.4	玉兰片	3.6

附表4-5　含胡萝卜素较多的食物（以每100 g可食部计）

食物名称	胡萝卜素 （μg/100 g可食部）	食物名称	胡萝卜素 （μg/100 g可食部）
杏	450	豆角（白）	580
西瓜	450	哈密瓜	920
青豆（青大豆）	790	胡萝卜（干）	17250
枣（新鲜）	240	胡萝卜（鲜）	4130
樱桃	210	蕨菜	1100
海棠果（楸子）	710	蘑菇（干）	1640
小叶橘	2460	红薯（红心）	750
红果（大山楂）	100	豆瓣菜（西洋菜）	9550
早橘	5140	荠菜（菱角菜）	2590
芒果	890	冬寒菜	6950

附表4-6　不同种类食物中的钙含量（以每100 g可食部计）

食物名称	钙（mg/100 g可食部）	食物名称	钙（mg/100 g可食部）
小麦	34	油菜	108
稻米	13	西兰花	67
馒头	39	芥菜（雪里蕻）	230
玉米（鲜）	–	胡萝卜缨（红）	350
青稞	113	芹菜	48
荞麦	154	苋菜（绿）	187
小米	41	莴笋	23
马铃薯	8	玉兰片	42
红薯（白心）	24	金针菜（黄花菜）	301
黄豆（大豆）	191	蘑菇（鲜蘑）	6
豆腐	164	海带（江白菜）	46
豆浆	10	苹果	4
豆腐干	308	梨	9

食物名称	钙（mg/100 g可食部）	食物名称	钙（mg/100 g可食部）
绿豆	81	桃	6
扁豆	137	枣（鲜）	22
白萝卜	36	酸枣	435
茄子	24	樱桃	11
番茄	10	葡萄	5
辣椒（青）	15	桑葚	37
黄瓜	24	沙棘	104
苦瓜	14	橙	20
丝瓜	14	柠檬	101
大蒜（蒜头）	39	芭蕉	6
大葱	29	菠萝	12
白兰瓜	24	鸭血	5
西瓜	8	牛乳	104
山核桃（干）	57	人乳	30
花生（炒）	47	全脂牛奶粉	676
葵花子（炒）	72	酸奶	118
猪肉	6	奶酪（干酪）	799
猪肝（卤）	68	鸡蛋	56
牛肉	23	河蟹	126
羊肉	6	草鱼	38
鸡腿	6	鲢鱼	53
鸭肝	18	白米虾（水虾米）	403

注：该表引自《中国食物成分表2009》。

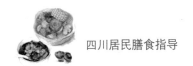

附录五　食物血糖生成指数表

附表5-1　食物血糖生成指数表

食物名称	GI	食物名称	GI
糖类		面条（硬质小麦粉，细）	55.0
葡萄糖	100.0	馒头（富强粉）	88.1
绵白糖	83.8	烙饼	79.6
蔗糖	65.0	油条	74.9
果糖	23.0	大米粥	69.4
乳糖	46.0	大米饭	83.2
麦芽糖	105.0	*黏米饭（含直链淀粉高，煮）	50.0
蜂蜜	73.0	*黏米饭（含直链淀粉低，煮）	88.0
巧克力	49.0	糙米（煮）	87.0
谷类及制品		稻麸	19.0
*小麦（整粒，煮）	41.0	糯米饭	87.0
*粗麦粉（蒸）	65.0	大米糯米粥	65.3
面条（小麦粉）	81.6	黑米粥	42.3
*面条（强化蛋白质，细，煮）	27.0	大麦（整粒，煮）	25.0
*面条（全麦粉，细）	37.0	大麦粉	66.0
*面条（白，细，煮）	41.0	黑麦（整粒，煮）	34.0
*面条（硬质小麦粉，细，煮）	55.0	玉米（甜，煮）	55.0
*线面条（实心，细）	35.0	玉米面（粗粉，煮）	68.0
*通心粉面（管状，粗）	45.0	玉米面粥	50.9
面条（小麦粉，硬，扁，粗）	46.0	玉米面糁粥	51.8
面条（硬质小麦粉，加鸡蛋，粗）	49.0	玉米片	78.5

续附表5-1

食物名称	GI	食物名称	GI
玉米片（高纤维）	74.0	豆腐（冻）	22.3
小米（煮）	71.0	豆腐干	23.7
小米粥	61.5	绿豆	27.2
米饼	82.0	绿豆挂面	33.4
荞麦（黄）	54.0	蚕豆（五香）	16.9
荞麦面条	59.3	扁豆	38.0
荞麦面馒头	66.7	扁豆（红，小）	26.0
燕麦麸	55.0	扁豆（绿，小）	30.0
薯类、淀粉及制品		*扁豆（绿，小，罐头）	52.0
马铃薯	62.0	鹰嘴豆	33.0
马铃薯（煮）	66.4	*鹰嘴豆（罐头）	42.0
*马铃薯（烤）	60.0	*青刀豆	39.0
*马铃薯（蒸）	65.0	青刀豆（罐头）	45.0
*马铃薯（用微波炉烤）	82.0	*黑眼豆	42.0
*马铃薯（烧烤，无油脂）	85.0	黑豆汤	64.0
*马铃薯泥	73.0	四季豆	27.0
马铃薯粉条	13.6	四季豆（高压处理）	34.0
红薯（山芋）	54.0	*四季豆（罐头）	52.0
红薯（红，煮）	76.7	蔬菜类	
藕粉	32.6	*甜菜	64.0
苕粉	34.5	胡萝卜（金笋）	71.0
粉丝汤（豌豆）	31.6	南瓜（倭瓜，番瓜）	75.0
豆类及制品		山药（薯蓣）	51.0
黄豆（浸泡，煮）	18.0	雪魔芋	17.0
黄豆（罐头）	14.0	芋头（蒸）（芋艿，毛芋）	47.7
黄豆挂面	66.6	水果类及制品	
豆腐（炖）	31.9	苹果	36.0

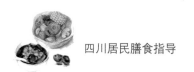
续附表5-1

食物名称	GI	食物名称	GI
梨	36.0	全脂牛奶	27.0
桃	28.0	脱脂牛奶	32.0
桃（罐头，含果汁）	30.0	低脂奶粉	11.9
*桃（罐头，含糖浓度低）	52.0	降糖奶粉	26.0
*桃（罐头，含糖浓度高）	58.0	老年奶粉	40.8
杏干	31.0	克糖奶粉	47.6
杏（罐头，含淡味果汁）	64.0	酸奶（加糖）	48.0
李子	24.0	*酸乳酪（普通）	36.0
樱桃	22.0	*酸乳酪（低脂）	33.0
葡萄	43.0	*酸乳酪(低脂,加人工甜味剂)	14.0
葡萄干	64.0	速食食品	
葡萄（淡黄色，小，无核）	56.0	大米（即食，煮1分钟）	46.0
猕猴桃	52.0	大米（即食，煮6分钟）	87.0
柑	43.0	小麦片	69.0
*柚	25.0	燕麦片	83.0
*菠萝	66.0	荞麦方便面	53.2
*芒果	55.0	*比萨饼（含乳酪）	60.0
*芭蕉（甘蕉，板蕉）	53.0	*汉堡包	61.0
香蕉	52.0	白面包	87.9
香蕉（生）	30.0	面包（全麦粉）	69.0
西瓜	72.0	*面包（粗面粉）	64.0
种子类		*面包（黑麦粉）	65.0
*花生	14.0	*面包（小麦粉，高纤维）	68.0
乳及乳制品		*面包（小麦粉，去面筋）	70.0
牛奶	27.6	面包（小麦粉，含水果干）	47.0
牛奶（加糖和巧克力）	34.0	*面包（50%~80%碎小麦粒）	52.0
牛奶（加人工甜味剂和巧克力）	24.0	*面包（75%~80%大麦粒）	34.0

续附表5-1

食物名称	GI	食物名称	GI
*面包（50%大麦粒）	46.0	*柚子果汁（不加糖）	48.0
*面包（80%~100%大麦粉）	66.0	橘子汁	57.0
*面包（黑麦粒）	50.0	可乐饮料	40.3
*面包（45%~50%燕麦片）	47.0	*芬达软饮料	68.0
*面包（80%燕麦片）	65.0	*冰激凌	61.0
*面包（混合谷物）	45.0	*冰激凌（低脂）	50.0
*新月形面包	67.0	混合膳食及其他	
*棍子面包	90.0	馒头+芹菜炒鸡蛋	48.6
*燕麦粗粉饼干	55.0	馒头+酱牛肉	49.4
*油酥脆饼干	64.0	馒头+黄油	68.0
*高纤维黑麦薄脆饼干	65.0	饼+鸡蛋炒木耳	48.4
竹芋粉饼干	66.0	饺子（三鲜）	28.0
小麦饼干	70.0	包子（芹菜猪肉）	39.1
苏打饼干	72.0	硬质小麦粉肉馅馄饨	39.0
*华夫饼干	76.0	牛肉面	88.6
*香草华夫饼干	77.0	米饭+鱼	37.0
*膨化薄脆饼干	81.0	米饭+芹菜+猪肉	57.1
达能闲趣饼干	47.1	米饭+蒜苗	57.9
达能牛奶香脆饼干	39.3	米饭+蒜苗+鸡蛋	68.0
酥皮糕点	59.0	米饭+猪肉	73.3
马铃薯片（油炸）	60.3	*玉米粉加人造黄油（煮）	69.0
爆玉米花	55.0	猪肉炖粉条	16.7
饮料类		西红柿汤	38.0
苹果汁	41.0	二合面窝头（玉米面+面粉）	64.9
水蜜桃汁	32.7	*牛奶蛋糊（牛奶+淀粉+糖）	43.0
*巴梨汁（罐头）	44.0	黑五类粉	57.9
*菠萝汁（不加糖）	46.0		

注：数据引自《中国食物成分表2009》。

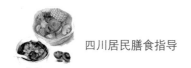

附录六　成人体重判定

附表6-1　成人体重分类

分类	BMI值（kg/m²）
肥胖	BMI≥28.0
超重	24.0≤BMI<28.0
体重正常	18.5≤BMI<24.0
体重过低	BMI<18.5

附表6-2　成人中心型肥胖分类

分类	腰围（cm）
中心型肥胖前期	85≤男性腰围<90
	80≤女性腰围<85
中心型肥胖	男性腰围≥90
	女性腰围≥85

附录七　学龄儿童和青少年BMI筛查超重与肥胖界值

附表7-1　学龄儿童和青少年BMI筛查超重与肥胖界值

年龄（岁）	男生		女生	
	超重	肥胖	超重	肥胖
6.0~	16.4	17.7	16.2	17.5
6.5~	16.7	18.1	16.5	18.0
7.0~	17.0	18.7	16.8	18.5
7.5~	17.4	19.2	17.2	19.0
8.0~	17.8	19.7	17.6	19.4
8.5~	18.1	20.3	18.1	19.9
9.0~	18.5	20.8	18.5	20.4
9.5~	18.9	21.4	19.0	21.0
10.0~	19.2	21.9	19.5	21.5
10.5~	19.6	22.5	20.0	22.1
11.0~	19.9	23.0	20.5	22.7
11.5~	20.3	23.6	21.1	23.3
12.0~	20.7	24.1	21.5	23.9
12.5~	21.0	24.7	21.9	24.5
13.0~	21.4	25.2	22.2	25.0
13.5~	21.9	25.7	22.6	25.6
14.0~	22.3	26.1	22.8	25.9
14.5~	22.6	26.4	23.0	26.3
15.0~	22.9	26.6	23.2	26.6
15.5~	23.1	26.9	23.4	26.9
16.0~	23.3	27.1	23.6	27.1
16.5~	23.5	27.4	23.7	27.4
17.0~	23.7	27.6	23.8	27.6
17.5~	23.8	27.8	23.9	27.8
18.0~	24.0	28.0	24.0	28.0

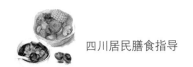

附录八　老年人营养不良评估

1. 老年人营养不良风险评估表

附表8-1　老年人营养不良风险评估表

基本情况				
姓名		年龄		性别	
身高（m）		体重（kg）		体质指数（BMI）	
联系电话					
	0分	1分	2分	3分
1. BMI	BMI<19或BMI>28	19≤BMI<21 或26<BMI≤28	21≤BMI<23 或24<BMI≤26	23≤BMI≤24
2.近三个月体重变化	减少或增加超过3 kg	不知道	1 kg≤减少≤3 kg 或1 kg≤增加≤3 kg	0 kg≤减少≤1 kg或 0 kg≤增加≤1 kg
3.活动能力	卧床	需要依赖工具活动	独立户外活动	——
4.牙齿状况	全口/半口缺	用义齿	正常	——
5.神经精神疾病	严重认知障碍或抑郁	轻度认知障碍或抑郁	无认知障碍或抑郁	——
6.近三个月有无饮食量变化	严重增加或减少	增加或减少	无变化	——
总分14分：<12分提示有营养不良风险，继续进行以下评估；≥12分提示无营养不良风险，无须进行以下评估				
评估				

	0分	0.5分	1分	2分
7.患慢性病数超过三种	是	——	否	——
8.服药时间在一个月以上的药物种类超过三种	是	——	否	——
9.是否独居	是	——	否	——
10.睡眠时间	<5 h/d	——	≥5 h/d	——
11.户外独立活动时间	<1 h/d	——	≥1 h/d	——
12.文化程度	小学及以下	——	中学及以上	——
13.自我感觉经济状况	差	一般	良好	——
14.进食能力	依靠别人	——	自行进食稍有困难	——
15.一天餐次	1次	——	2次	3次及以上

评估

	0分	0.5分	1分	2分
16. 每天摄入奶类，每天摄入豆制品，每天摄入鱼、肉、禽、蛋类食物	0~1项	2项	3项	——
17.每天烹调油摄入量	>25 g	——	≤25 g	——
18.是否每天吃蔬菜和水果500 g及以上	否	——	是	——
19.小腿围	<31 cm	——	是	——
20.腰围 男	>90 cm	——	≤90 cm	——
女	>80 cm	——	≤80 cm	——

小腿围（cm）		腰围（cm）		

年龄超过70岁总分加1分，即年龄调整增加的分值：0分，年龄<70岁；1分，年龄≥70岁

初筛分数（小计满分14分）
评估分数（小计满分16分）
量表总分（满分30分）

执行者：＿＿＿＿＿　评估对象：＿＿＿＿＿　日期：＿＿＿＿＿

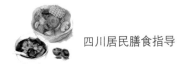

2. 评估内容

评估内容包括三部分：基本情况、初筛（0~14分）、评估（0~16分）。若初筛<12分，则继续进行评估，两项总分相加为最后总分。

3. 结果判定

（1）若初筛总分≥12分，提示无营养不良风险，无须评估。

（2）若初筛总分<12分，提示有营养不良风险，继续评估。

（3）若营养不良风险评估总分（初筛+评估）≥24分，表示营养状况良好。

（4）若营养不良风险评估总分（初筛+评估）<24分，当BMI≥24（或男性腰围≥90 cm，女性腰围≥80 cm）时，提示可能是超重/肥胖型营养不良或有营养不良风险。

（5）若营养不良风险评估总分（初筛+评估）为17~24分，表示有营养不良风险。

（6）若营养不良风险评估总分（初筛+评估）≤17分，表示营养不良。

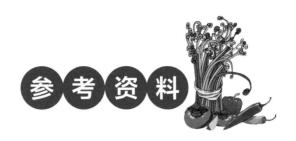

参考资料

1. 中国营养学会. 中国居民膳食指南（2016）[M]. 北京：人民卫生出版社，2016.

2. WHO/FAO Preparation and use of food-based dietary guidelines，1999.

3. 杨月欣. 膳食指南的发展和制定原则[J]. 营养学报，2014，36（5）：417-420.

4. FAO/WHO Technical consultation on national food-based dietary guidelines，2006.

5. http://www.who.int/nutrition/publications/nutrientrequirements/dietguide_emro/en/.

6. 周俭. 教你如何吃细粮、粗粮[J]. 中医健康养生，2016，1（1）：35-36.

7. 中国营养学会. 食物与健康——科学证据共识[M]. 北京：人民卫生出版社，2016.

8. 陶海根. 全麦粉营养价值及生产工艺探讨[J]. 大众标准化，2010（S1）：101-103.

9. 中国营养学会. 中国居民膳食营养素参考摄入量（2013）[M]. 北京：科学出版社，2014.

10. 中国疾病预防控制中心营养与食品安全所. 中国食物成分表2009[M]. 北京：北京大学医学出版社，2013.

11. 四川省疾病预防控制中心营养与食品安全所. 四川居民膳食调查结果（2018），待发表.

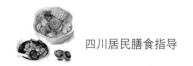

12. 四川省疾病预防控制中心慢病所. 四川省人群健康状况及重点疾病报告 [R]. 2017.

13. Zhaoxue Yin, Jing Chen, Jian Zhang, et al. Dietary Diversity and Cognitive Function among Elderly People: A Population-Based Study[J]. J Nutr Health Aging, 2017, 21（10）:1089-1094.

14. 中华人民共和国卫生部疾病控制司. 中国成人超重和肥胖症预防与控制指南 [M]. 北京：人民卫生出版社，2006.

15. 郭甜，尹晓峰，杨圣韬.《2008美国体力活动指南》简介 [J]. 体育科研，2011，32（1）：10-15.

16. 郭寅，徐亮. 户外活动与近视的关系 [J]. 国际眼科纵览，2010，34（3）：207-210.

17. 陈碧辉，张平，郝克俊，等. 近50年成都市日照时数变化规律 [J]. 气象科技，2008，36（6）：760-763.

18. 王志清，朱伯兰，仲怀琴. 中国成人正常腰围计算方法 [J]. 中国保健，2007，15（14）：22-25.

19. Jonathan Breton, Naouel Tennoune, Nicolas Lucas, et al. Gut Commensal E. coli Proteins Activate Host Satiety Pathways Following Nutrient-Induced Bacterial Growth [J]. Cell Metabolism, 2016, 23（9）：324-334.

20. 中国营养学会. 中国居民膳食指南（2016科普版）[M]. 北京：人民卫生出版社，2016.

21. 国家食品安全风险评估中心. 食品安全100问[M]. 北京：中国人口出版社，2014.

22. 黄承钰. 医学营养学[M]. 北京：人民卫生出版社，2004.

23. 营养进万家微信公众号. 乳品家族成员多，营养口味各不同. 2017-09-28.

24. 营养进万家微信公众号. 冰箱，你用对了吗? 2016-08-08.

25. 范志红原创营养信息微信公众号. 想做备餐，怎样保证安全和营养? 2017-04-21.

26. 国家食品药品监督管理总局网站，http://www.sda.gov.cn/.

27. 中国营养学会网站，http://www.cnsoc.org/.

28. 黄世群，罗玲，毛建霏，等. 红原牦牛奶与常乳营养价值比较[J]. 山西农业科学，2017，45（10）：1617–1619.

29. 赵楠. 四川泡菜的主要特性及其成因分析[D]. 无锡：江南大学，2017.

30. 李海梅，何胜华，刘天一，等. 牦牛乳物理化学特性的研究进展[J]. 中国乳品工业，2009（8）：36–40.

31. Nikkhah A. Equidae, camel, and yak milks as functional foods: areview [J]. Journal of Food Sciences and Nutrition, 2011, 1（5）：1–7.

32. 周让，王秀英，吕晓华. 牦牛乳作为婴儿配方奶粉奶源的营养与安全性[J]. 乳业科学与技术，2014，37（1）：27–30.

33. 邹华军，李鸣，杨雪峰，等. 传统泡菜与乳酸菌发酵泡菜亚硝酸盐和硝酸盐含量动态变化分析[J]. 现代预防医学，2013，40（20）：3732–3739.

34. 任发政. 牦牛乳加工技术进展[M]. 北京：中国农业科学技术出版社，2016.

35. 程改平，王伟文，戴婷婷，等. 四川省城乡居民膳食结构分析[J]. 现代医学，2014（11）：1981–1983.

36. 葛可佑. 中国营养科学全书[M]. 北京：人民卫生出版社，2004.

37. 江丽芳. H7N9禽流感病毒研究现状[J]. 中山大学学报（医学科学版），2013，34（5）：651–656.

38. 吕晓华. 合理饮食与健康[M]. 成都：四川教育出版社，2015.

39. 马冠生，杜松明，郝利楠，等. 中国成年居民过量饮酒现况的分析[J]. 中国营养学报，2009，31（3）：213–217.

40. 贺媛，赵小兰，曾强. 城市成人超重、肥胖、中心性肥胖的流行特征和相关危险因素分析[J]. 实用预防医学，2015，22（4）：390–394.

41. 国家卫生和计划生育委员会. 中国居民营养与慢性病状况报告（2015年）[R]. 2015.

42. 苗明三. 食疗中药药物学[M]. 北京：科学出版社，2001.

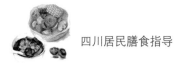

43. 刘芸，吕娇，任文瑾，等. 花椒精非挥发性成分对大鼠肠道健康的影响[J]. 食品工业科技，2014，35（9）：338-342.

44. 叶敏，田宝明，张磊，等. 辣椒总碱对肠道健康的时效性影响[J]. 食品科学，2014，35（11）：235-240.

45. 刘素，于冬梅，郭齐雅. 2002—2012年中国居民含添加糖食物摄入状况及变化分析[J]. 卫生研究，2016，45（3）：398-401.

46. 牟建军，严定一. 添加糖与心血管病风险新认识[J]. 中华高血压杂志，2017（4）：308-311.

47. 杨月欣，王光亚，潘兴昌. 中国食物成分表2002[M]. 北京：北京大学医学出版社，2002.

48. 杨月欣. 中国食物成分表2004[M]. 北京：北京大学医学出版社，2005.

49. 杨月欣，王光亚，潘兴昌. 中国食物成分表2009[M]. 北京：北京大学医学出版社，2009.

50. 陈炳卿，刘志诚，王茂起. 现代食品卫生学[M]. 北京：人民卫生出版社，2001.

51. 国家卫生和计划生育委员会. 中华人民共和国卫生行业标准.

52. 营养名词术语WS/T476—2015[S]. 2015-12-29.

53. 国家食品安全风险评估中心. 中国居民反式脂肪酸膳食摄入水平及其风险评估[Z]. 2013-07-10.

54. 中华人民共和国卫生部. 食品安全国家标准预包装食品营养标签通则[S]. 2011-10-12.

55. 左娇蕾. 我国四城市成年居民饮水现状的研究[D]. 北京：中国疾病预防控制中心，2011.

56. 四川省食品科学技术学会. 2016年四川省食品工业与科技发展报告[R]. 2017.

57. 常继乐，王宇. 中国居民营养与健康状况监测（2010—2013综合报告）[M]. 北京：北京大学医学出版社，2016.

58. 孙长颢. 营养与食品卫生学[M]. 北京：人民卫生出版社，2012.

59. 图力古尔，包海鹰，李玉. 中国毒蘑菇名录[J]. 菌物学报，2014，3：517–548.

60. 张语宁. 食品的储存及冷藏食品的安全[J]. 吉林农业，2016（2）：121.

61. 赵显峰，荫士安. 孕产妇膳食指导手册[M]. 北京：化学工业出版社，2008.

62. 宋蒙九，李婷. 妊娠期运动[J]. 国际妇产科学杂志，2013，3：225–228.

63. 侯爱军，王丽萍，赵艳敏，等. 孕期膳食营养指导对母婴健康及妊娠结局的影响分析[J]. 中国妇产科临床杂志，2016，17（2）：254–256.

64. 颜玲，刘敏，刘蒙蒙，等. 2002—2012年四川居民膳食结构变化[J]. 卫生研究，2018，5：2

65. 黄承钰，吕晓华. 特殊人群营养[M]. 北京：人民卫生出版社，2009.